プロのテクニックがおうちで実践できる！

ニールズヤード式

アロマセラピー・セルフマッサージ

監修
ニールズヤード レメディーズ

NEAL'S YARD REMEDIES
AROMATHERAPY
SELF MASSAGE

KAWADE SHOBO SHINSHA, Publishers

はじめに…

アロマセラピーは、植物の花・葉・根・種子などから抽出される
100%天然のエッセンシャルオイル（精油）を利用して
私たちの心と身体の健康を、バランスよく保つことが出来る自然療法の一つです。

ニールズヤード レメディーズが日本に上陸した1985年以来、
ニールズヤードが厳選したエッセンシャルオイルの活用方法を提供してきました。
部屋の中に香らせてリフレッシュできる空間の演出や、
植物油とブレンドしてセルフケアマッサージを行うなどのリラクセーション、
日々の様々なストレスの解消、毎日のスキンケアなど。
エッセンシャルオイルは、幅広く毎日の生活の中に取り入れることができるのです。
表参道にあるサロンではプロのセラピストが一人一人の身体と心に向き合いながら、
健やかな毎日のためのアロマセラピーマッサージを提供しています。

そのサロンで提供しているマッサージをご自宅でも取り入れることで、より健やかな毎日を、
より美しく過ごしていただくことができると思いこの本を紹介することになりました。
本書では、「Beauty 〜キレイになる」「Health 〜元気になる」「Healing 〜癒される」
という3つのカテゴリーに分けて適したエッセンシャルオイルと
マッサージ方法についてご紹介しています。

マッサージをすることで自分の体に触れる機会が増えると、
体の変化にも気づきやすくなります。その体の変化をいち早くキャッチすることで、
より健やかに美しい毎日のための対処をすることができます。
この本がアロマセラピーやマッサージのテクニックだけでなく、
あなたの生活をより豊かにしてくれることを心より願っています。

ニールズヤード レメディーズ
ホリスティックスクール　ニールズヤード レメディーズ

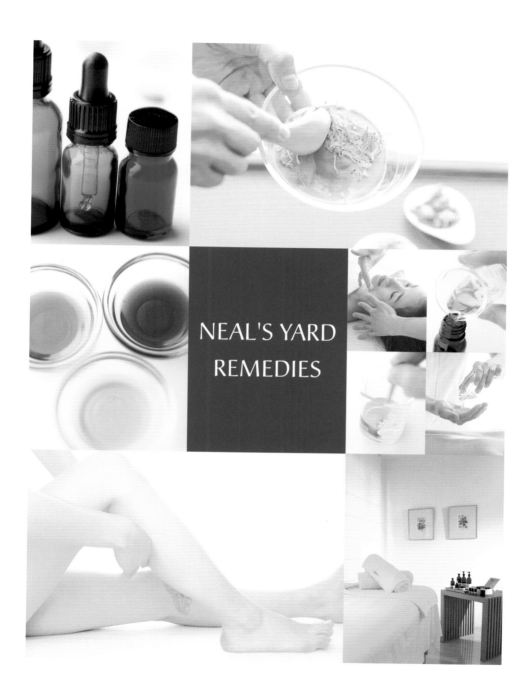

NEAL'S YARD
REMEDIES

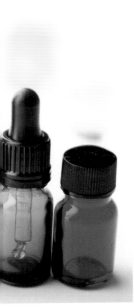

はじめに… ……………………………………… 2

この本の使い方 ………………………………… 6

Chapter1　アロマセラピーマッサージ基礎レッスン　BASIC LESSON …… 7

アロマセラピーマッサージってなに？ ……………………… 8
【マッサージに関するQ&A】
エッセンシャルオイルとベースオイルってなに？ …………… 10
マッサージオイルを作りましょう ………………………… 11
マッサージの基本手技をマスターしましょう …………… 12
軽擦法／強擦法／揉捏法／圧迫法／叩打法
●手技と働きかける体の組織　●リンパとリンパ節ってなに？　【マッサージを避けたほうがよいとき】 …… 14

Chapter2　キレイになれるマッサージ　BEAUTY ………………… 15

乾燥としわを防ぐ ………………………………… 16
たるみを防ぐ ……………………………………… 18
小顔になる ………………………………………… 20
顔のくすみをとる ………………………………… 22
大人のニキビを防ぐ ……………………………… 24
美しい髪になる …………………………………… 26
二の腕をスッキリさせる ………………………… 28
足のむくみをとる ………………………………… 30
ウエストをシェイプする ………………………… 32
下腹をへこませる ………………………………… 34
バストアップする ………………………………… 36
ヒップアップする ………………………………… 38
セルライトを改善する …………………………… 40
Column 1　老廃物排出に効果抜群！　スキンブラッシングをマスターしましょう ……………… 42

Chapter3　元気になれるマッサージ　HEALTH ……………………… 43

疲労を回復する …………………………………… 44
冷え性を改善する ………………………………… 46
肩こりをやわらげる ……………………………… 48
不眠を解消する …………………………………… 50
目の疲れをとる …………………………………… 52
頭痛をやわらげる ………………………………… 54

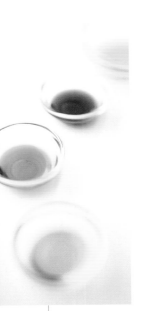

胃の不調を軽くする ･･････････････････････････ 56
便秘を解消する ････････････････････････････････ 58
花粉症をやわらげる ･･････････････････････････ 60
腰痛を軽くする ････････････････････････････････ 62
寝起きの悪さを解消する ････････････････････ 64
生理痛をやわらげる ･･････････････････････････ 66
月経前緊張症をやわらげる ･････････････････ 68
更年期のトラブルを軽くする ･･･････････････ 70
Column 2　フラワーエッセンスとハーブについて学びましょう ････ 72

Chapter4　癒されるマッサージ　HEALING ････････ 73

リラックスする ････････････････････････････････ 74
元気をとり戻す ････････････････････････････････ 76
愛を深める ･････････････････････････････････････ 78
妊娠中のマッサージ ･･････････････････････････ 80
ベビーマッサージ ･････････････････････････････ 82
Column 3　アロマセラピストの仕事を紹介しましょう ･･････････ 84

Chapter5　アロマセラピーレッスン　AROMATHERAPY LESSON ･･････ 85

Lesson1　エッセンシャルオイルと体のメカニズム ･････････････ 86
●嗅覚からの吸収　●呼吸器からの吸収　●皮膚からの吸収

Lesson2　アロマセラピーの発展 ･･･････････････････ 88
●アロマセラピーの誕生　●アロマセラピーの今後

Lesson3　エッセンシャルオイルの抽出法 ･････････････ 89
●水蒸気蒸留法　●圧搾法　●溶剤抽出法

Lesson4　エッセンシャルオイルの活用方法 ･･･････････ 90
●芳香浴　●アロマバス　●スキンケア　●ハウスキーピング

Lesson5　香りのファミリー ･････････････････････････ 91
●フローラル　●ハーブ　●ウッディー　●樹脂　●スパイス　●シトラス

Lesson6　エッセンシャルオイルのプロフィール ･･･････ 92
オリバナム／オレンジ／カモミール ローマン／グレープフルーツ／ジャスミン／ジュニパーベリー／ゼラニウム／
ネロリ／ペパーミント／ベルガモット／マジョラムスイート／ユーカリプタス／ラベンダー／ローズ／ローズマリー

Lesson7　エッセンシャルオイルの効能一覧表 ･･････････ 94

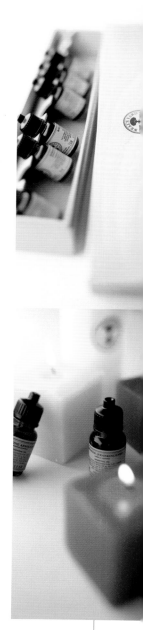

■エッセンシャルオイルは薬ではありません

この本の使い方　　　HOW TO USE THIS BOOK

マッサージの目的
私達が「もっとキレイになりたい」「もっと元気になりたい」「もっと癒されたい」と思うときに役立つ、マッサージの目的を選びました。

おすすめのエッセンシャルオイル
目的に効能のある代表的なオイルです。マッサージオイルに使用するときの滴数は、BLEND RECIPEを参考にしてください。

マッサージ法
軽擦・強擦・揉捏・圧迫・叩打などの手技は、12・13ページに詳しく説明しています。
＊回数は、自分が心地良いと思う回数を行えばOKです。

マッサージ前のおすすめケア
マッサージの効果を上げるためのアドバイスを記述しています。私が日々実践しているケアで、簡単です。効果的な内容なので、ぜひ実行してみてください。

日常生活でのアドバイス
マッサージ以外に、日常で気をつけたいことや実行するとよいことなどをアドバイスしています。

詳しいマッサージ解説
マッサージ法をより詳しく解説し、気をつけるポイントなども押さえています。

写真でのマッサージ解説
写真にマークや矢印を入れて、手の動きや方法を解説しています。手技によってマークや矢印の種類が違いますので、ページ下の「マークの説明」を参考にしてください。
＊部位によって服の上から行っている写真になっていますが、実際は直接肌に触れて行いましょう。

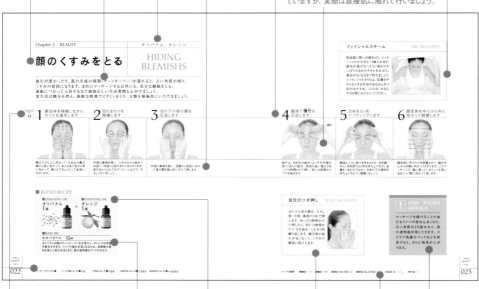

マッサージオイルの量
最初手にとるマッサージオイルの量の目安をマークで表しています。

- 🌢 ……………パール1粒くらいの量
- 🌢🌢 …………1円玉くらいの量
- 🌢🌢🌢 ………100円玉くらいの量
- 🌢🌢🌢🌢 ……500円玉くらいの量

＊マッサージオイルを手のひらにとったら、両手でなじませて、直接肌に塗布します。

マッサージオイルのブレンドレシピ
より効果を上げるためには、マッサージオイルが必須です。おすすめのエッセンシャルオイルの滴数とベースオイルの量を紹介していますので、11ページを参考にして、マッサージオイルを作りましょう。慣れてきたら、94・95ページの一覧表を参考に、オリジナルレシピに挑戦してください。

エッセンシャルオイルの効能
なぜそのエッセンシャルオイルがおすすめなのか、作用や効能を解説しています。

マッサージ後のおすすめケア
PRE TREATMENT同様、マッサージの効果を上げるためのアドバイスを記述しています。私が自ら実践するアフターケアです。

ワンポイントアドバイス
マッサージを行うことで、体がどのように変化していくのかなど、具体的な効果についてのアドバイスを記載しています。

マークの説明
手技によって写真に入れるマークや矢印を変えています。各手技の詳しい説明は12・13ページをご覧ください。

Chapter 1
BASIC
LESSON

アロマセラピーマッサージ
基礎レッスン

アロマセラピーは、エッセンシャルオイルの香りと
成分を体内にとり入れる自然療法のひとつ。マッ
サージは心身をときほぐし、自然治癒力を高めて
くれます。そのふたつを同時に行えるのがアロマ
セラピーマッサージ。その効果や体に作用する仕
組み、基本となる手技についてまずはレッスン。

アロマセラピーマッサージってなに？

エッセンシャルオイルを使って心や体のバランスを整える、それがアロマセラピー

　アロマ（芳香）とセラピー（療法）を合わせた造語がアロマセラピー（芳香療法）。アロマセラピーは、植物の香りの源であるエッセンシャルオイルを使って心や体のバランスを整える、ホリスティックな自然療法のひとつです。

　人間は昔から、植物を衣食住すべての生活の中にとり入れてきました。その中では、植物の薬用効果を生かす知恵も生かされています。ハーブや漢方はもちろん、ゆず湯や菖蒲湯なども自然療法のひとつ言えるでしょう。そんな知恵の中でも、植物の香りが人間の心身に働きかける作用を活用する、もっとも効果的な方法がアロマセラピーなのです。

心身の緊張をほぐし、体内にたまった老廃物の排出を促すマッサージ

　そんなアロマセラピーの香りの効果と、マッサージという体に触れることで得られる効果を合わせたものが、アロマセラピーマッサージ。マッサージそのものの効果は以下の5つに代表されます。
＊筋肉の緊張やこりを緩める
＊血液やリンパの流れを良くする
＊体内の老廃物の排出を促す
＊神経系の緊張をとり除く
＊体のエネルギーのバランスをとる

　エッセンシャルオイルの香りにも、体に触れて心身をほぐすことも、どちらにも人を充分にリラックスさせる効果があるのです。

3つの効果を同時に得られるアロマセラピーマッサージ

　エッセンシャルオイルには、自然から得られた有効成分がたっぷり詰まっています。マッサージには、ベースオイルにエッセンシャルオイルを混ぜたものを使いますが、このベースオイルにも栄養素がいっぱい。このベースオイルと

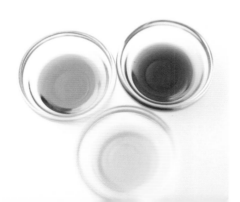

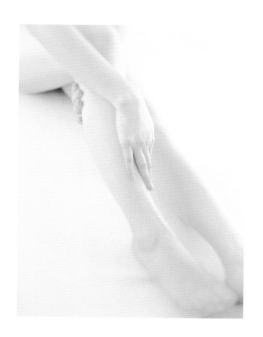

エッセンシャルオイルを混ぜたマッサージオイルを体に塗ることで、有効成分を皮膚からも浸透させることができます。

　体に触れることによる効果、香りによる効果、そして皮膚から成分が浸透することによる効果、その3つを同時に得られるのがアロマセラピーマッサージなのです。

マッサージに関するQ&A

Q. マッサージを行うのによい時間帯はいつですか?

A. マッサージの効果を上げる条件は、「皮膚が温まっていること」「肌に余分な角質がないこと」「肌が適度な水分を含んでいること」。つまり、入浴後に化粧水を塗布したあとなどです。入浴後、汗が引いて体が温まっている状態というのがベストです。

Q. マッサージを行うには、どんな場所がよいですか?

A. 少し照明を落としたり音楽を流したりして、自分がリラックスできる雰囲気の中で行いましょう。部屋の中は温かくし、クッションなどを使うと楽な姿勢で行えます。マッサージオイルを使うので、大きめのバスタオルを敷いておくと安心です。

Q. マッサージ後はオイルを洗い流しますか?

A. オイルの成分を浸透させるため、マッサージのあとは洗い流しません。オイルが浸透するまでの30分間くらいは、そのままリラックスして過ごしましょう。ベタつきが気になる場合は、ボディパウダーをつけるか、ティッシュで軽く押さえます。

エッセンシャルオイルとベースオイルってなに？

エッセンシャルオイル

植物の中にある、さまざまな香りの源です

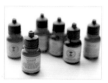

　植物は種の保存などの目的で、さまざまな香りを出しています。その植物が持つ香りの源がエッセンシャルオイルです。エッセンシャルオイルが抽出される場所は植物によって異なり、ローズやジャスミンなどは花、ユーカリプタスやペパーミントは葉、オレンジやグレープフルーツなどは果皮となります。

　エッセンシャルオイルは数滴でとても豊かな香りがする、自然のパワーがギュッと詰まった液体。わずかな量で心や体にいろいろな作用をもたらしますが、扱いには注意が必要です。

＊エッセンシャルオイルの詳しい説明は
　Chapter 5（85ページ～）をご覧ください。

注意すること

■直接肌につけないようにしてください。
■飲用はできません。
■乳幼児や妊婦、さまざまな体の状態によって使えないエッセンシャルオイルがありますので、購入時に確認してください。
■子供の手の届かない所に保管してください。
■引火性が高いので、火気に近づけないでください。
■使用後はすぐにふたを閉め、温度変化の少ない、直射日光のあたらない場所で保管してください。

ベースオイル

栄養素が豊富に含まれた植物油です

　ベースオイルは植物から作られた油で、ビタミンやミネラルなどが含まれています。エッセンシャルオイルの原液は濃厚で刺激が強いため、マッサージにはかならずベースオイルに混ぜて（希釈して）使用します。

　ベースオイルは肌への浸透がよく、混ぜたエッセンシャルオイルの成分を皮膚の表面から真皮まで運び、毛細血管からの吸収を高めます。その働きからキャリア（運ぶ）オイルとも呼ばれています。

［　おもなベースオイルの種類と効能　］

アーモンドオイル　アーモンドから採られたオイルでビタミンAやB群を多く含有。皮膚をやわらかくします。

グレープシードオイル　ブドウの種から採られたオイルでリノール酸とビタミンEを含有。肌のきめを整え、オイリースキンに最適です。

ホホバオイル　植物ロウが主成分で、厳密にはオイルではなく液状のワックス。どんな肌質にもなじみます。

マッサージオイルを作りましょう

アロマセラピーマッサージにはエッセンシャルオイルを
ベースオイルに混ぜたマッサージオイルを使います。
16ページからの目的別マッサージではブレンドレシピを
紹介していますので、参考にしながら作ってみましょう。

■準備するもの

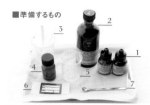

1.エッセンシャルオイル　2.ベースオイル
3.ムエット　4.遮光瓶　5.ビーカー　6.シール
7.まめさじ（またはなにか混ぜるもの）

作り方

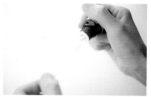

1. ムエットにエッセンシャルオイルを数滴つけ
て香りを確認し、ブレンドを決めます。

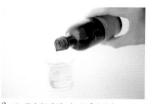

2. ベースオイルをビーカーに入れます。

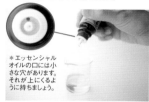

＊エッセンシャル
オイルの口には小
さな穴があります。
それが上にくるよ
うに持ちましょう。

3. 2にエッセンシャルオイルを入れます。

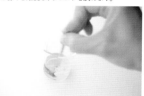

4. まめさじでかき混ぜます。

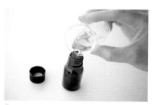

5. ビーカーから遮光瓶に移し替えます。

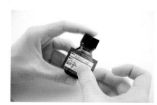

6. 使用したベースオイルとエッセンシャルオイ
ルの種類と量、作った日付をシールに書いて
はります。使う前に、よく振りましょう。

パッチテストを行いましょう

作ったマッサージオイルを二の腕の内側
など、皮膚のやわらかい部分に塗り、そ
のまま1時間ほど放置し、肌の状態をチ
ェック。赤くなったり発疹が出たり、かゆ
みなどの変化があるようなら使用は控え
ましょう。

保管について

作ったマッサージオイルは冷暗所で保管
し、1ヵ月で使い切るのを目安にします。
つぎ足しは絶対にしないようにしましょう。

希釈濃度とエッセンシャルオイルの量

ベースオイルに対し、エッセンシャルオイ
ルが何%入っているかを表すのが希釈濃
度です。マッサージオイルの希釈濃度は1
～2%が基本。敏感肌やアレルギー体質
の人は濃度を薄めに作ります。オリジナ
ルのマッサージオイルを作る場合は、下
記の量を参考にしましょう。

ベースオイル量	エッセンシャルオイル量	
	1%の希釈濃度	2%の希釈濃度
5ml	1滴	2滴
10ml	2滴	4滴
20ml	4滴	8滴

マッサージに使う量はどれくらい?

顔なら5ml弱、ボディなら10ml程度をガラ
スの小皿などに移して使います。手が滑
りやすくなる程度少量手にとり、手のひら
になじませてから、顔やボディにのばしま
す。手の滑りが悪くなったら再び手に少
量とります。

マッサージの基本手技を
マスターしましょう

マッサージを効果的に行うために、まずは基本となる手技をマスターしましょう。
どの手技も、末端から心臓に向かうように行うことが基本です。

┈┈➤ 軽擦法 （けいさつほう）

軽くなでるようにマッサージする
方法です。マッサージはこの軽
擦法から始めて、軽擦法で終
わるのが基本。マッサージする
部位によっても違いますが、な
るべく手のひら全体を、マッサ
ージする部分にぴったり密着
させるようにして行います。

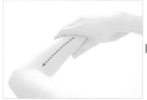

手のひら全体を、マッサージする部位にぴったり密着させます。

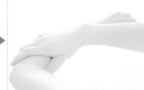

そのまま軽くなでるように滑らせます。

──➤ 強擦法 （きょうさつほう）

軽擦法より力を入れてさすっ
たり、なでたりする方法です。
手のひらや指の腹を使い、筋
肉まで刺激を与えていきます。
体を温めたいときは軽く速くさ
すり、こりをほぐしたいときは
深くゆっくり力を加えるように
しましょう。

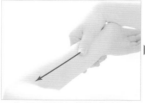

マッサージする部位を、親指の腹とほかの四指ではさむようにします。

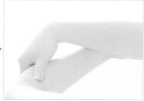

軽擦法より、深く強めにさすります。

揉捏法 (じゅうねつほう)

一般的に「もむ」と呼ばれる手技で、筋肉まで刺激を与えて血行を促進します。マッサージする部位によって、手のひら全体や手のひらのつけ根、指などを使い分けますが、皮膚だけをつままないように気をつけましょう。

■ もむ方法)(

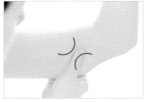

手のひら全体を使って、マッサージする部位を握ります。筋肉をつまむよう意識しましょう。

▶

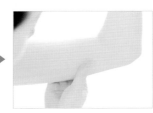

手の力を緩めます。この動作を繰り返して行います。

■ ねじる方法 ⇐⇒

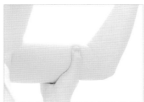

手のひら全体を使って、マッサージする部位を包むようにします。

▶

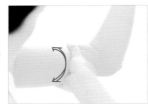

そのまま、筋肉まで動かすように意識してねじります。

● ○ ⟳ 圧迫法 (あっぱくほう)

指先や手のひらを使って、特定のポイントを圧迫する方法です。ツボを押すときにも使います。

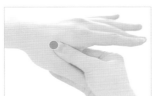

圧迫するポイントに指の腹をあて、力を入れます。

■ ツボの押し方
この本では、マッサージと一緒に刺激するとよいツボも紹介しています。ツボを刺激する場合は、ゆっくり3秒ほどかけて押し、同じく3秒ほどかけて力を抜きます。気持ち良いと感じる強さで行いましょう。

\\／ 叩打法 (こうだほう)

太ももやヒップなどを、手の側面や手のひら、指先を使ってリズミカルに叩く方法です。

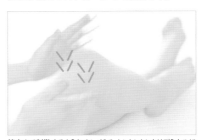

筋肉まで刺激するようなイメージで、トントントンとリズミカルに叩きます。骨は叩かないよう注意しましょう。

マッサージの基本手技を
マスターしましょう

手技と働きかける体の組織

　手技によって、働きかける体の組織が変わります。体のどの部分を刺激しながらマッサージしているのか、イメージしながら行いましょう。

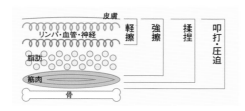

リンパとリンパ節ってなに?

　この本では「リンパの流れを良くする」「リンパ節を刺激する」という表現を使っていますが、ここで言うリンパとは正式にはリンパ液のこと。リンパ液は体液のひとつで、体中に張り巡らされたリンパ管を流れていて、老廃物を回収したり、細菌やウイルスを退治する役割があります。そして、そのリンパ管が集まっているのがリンパ節。このリンパ節は体内のろ過装置のようなもので、ここに集まった老廃物を体外へ出す働きがあります。
　つまり、リンパ液の流れが滞ると体内に老廃物がたまり、リンパ節が詰まると老廃物を体外へ排出できなくなり、さまざまなトラブルを引き起こす原因となります。

体の中にあるおもなリンパ節

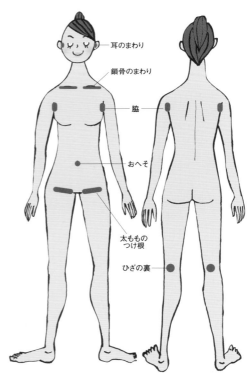

耳のまわり
鎖骨のまわり
脇
おへそ
太もものつけ根
ひざの裏

マッサージを避けたほうがよいとき

■食事の直後、または極端に空腹なとき
■発熱しているとき、感染症にかかっているとき
■多量の薬を服用しているとき
■傷口がふさがっていなかったり、出血性の疾患がある場合
■飲酒したあと
■皮膚にトラブルがある部位

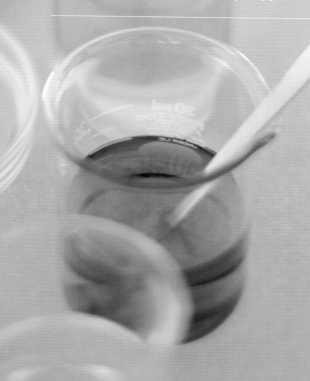

BEAUTY

キレイになれるマッサージ

いつでも、いつまでも美しくありたい、女性なら
誰でもそう願うはず。この章では、その願いをか
なえるためのマッサージをご紹介。エッセンシャ
ルオイルの香りを感じ、自分の体を愛でながらの
マッサージは、きっと心の中まで穏やかにし、美
しくなるためのサポートになるはずです。

オリバナム、ローズ

乾燥としわを防ぐ

DRY SKIN & WRINKLES

肌の乾燥はしわを招き、老化を促進させてしまいます。
乾燥を感じたら、化粧水をスプレーするなど、こまめに対処することが大切。
帰宅後は洗顔し、汚れをすぐに落とす習慣を。美肌のもととなるコラーゲン生成に
必要なビタミンCは、ローズヒップティーなどを飲み、積極的にとりましょう。

1 顔全体を軽擦しながらオイルを塗布します

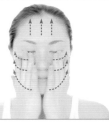

額は下から上に向かって、ほおは小鼻の横から耳に向かって、あごはあご先から耳に向かって、軽くなでるようにして全体にのばします。

2 額を下から上に軽擦します

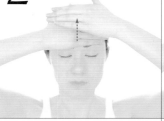

手のひら全体を額に密着させるようにし、下から上へ向かってさすります。手のひらの中央が額の中心に来るように置き、両手を交互に使って行いましょう。

3 額の中心から外側に向かって揉捏します

顔の側面を片手で支え、もう片方の指の腹を使って、顔の中心から外側に向かってイモ虫のように動かします。皮膚の下の部分を持ち上げてから緩めるイメージで行いましょう。反対側は逆の手で行います。

5 ほおを中心から外側へ向かって軽擦します

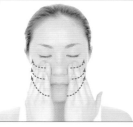

人さし指・中指・薬指を使い、小鼻の横からこめかみ、口角から耳、あご先から耳の下へ向かう3本のラインでさすります。

6 首を下から上へ向かって軽擦します

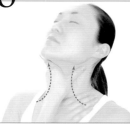

手のひら全体を首に密着させるようにして、鎖骨あたりからあごに向かってさすります。両手を交互に使って行いましょう。

7 1と同様に顔全体を軽擦して終了します

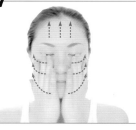

額は下から上に向かって、ほおは小鼻の横から耳に向かって、あごはあご先から耳に向かって、軽くさすります。

マッサージオイルの量　パール1粒くらいの量＝💧　1円玉くらいの量＝💧💧💧　100円玉くらいの量＝💧💧💧💧　500円玉くらいの量＝💧💧💧💧💧

■ BLEND RECIPE

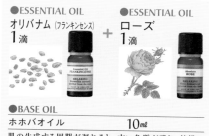

● ESSENTIAL OIL
オリバナム（フランキンセンス）
1滴

＋

● ESSENTIAL OIL
ローズ
1滴

● BASE OIL
ホホバオイル　　　　10㎖

肌の生成する周期が遅れると、古い角質が残り、乾燥の原因に。その周期を正常化させるのがローズとオリバナム。ローズは女性ホルモンの分泌を促し、肌にハリを与えます。

ローションパック　　　PRE TREATMENT

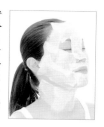

肌に適度な水分を含んでいることが、オイルの成分吸収を良くする条件のひとつ。コットンに日ごろ使っているローションをたっぷり含ませ、パックします。肌に潤いを与えてからマッサージを始めれば、効果も倍増です。

4　こめかみ・目の下・まぶたの順で軽擦します

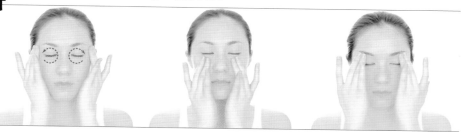

中指と薬指を使い、こめかみから目の下を通り、まぶたを通ってこめかみに戻る流れでさすります。

ラップパック　　　AFTER TREATMENT

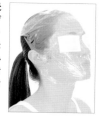

オイルの成分を、より肌に浸透させるため、マッサージのあとにラップを使ったパックを。ローションを含ませたコットンを目に置き、鼻をふさがないよう、顔の上下で二分割してラップをかぶせます。約5分間が目安です。

! ONE POINT ADVICE

マッサージを毎日続けると血行が良くなり、角質層の水分キープ力もぐんとアップ。肌がしっとりふっくらしてきます。成長ホルモンは睡眠中に分泌されるため、おやすみ前のマッサージがおすすめです。

グレープフルーツ、ネロリ

たるみを防ぐ

BAGGY SKIN

顔のたるみは、筋肉が緩んでいくことが原因。
マッサージやエクササイズなどで、筋肉に適度な刺激を与えることで改善されます。
顔の筋肉だけでなく、日常生活の中での姿勢に気を配ることも大切。猫背になると、
背中と首の筋肉が緩み、フェイスラインを支える筋肉も衰えてしまうので気をつけましょう。

| MASSAGE OIL 🌢🌢🌢 | **1** 顔全体を軽擦しながらオイルを塗布します | **2** ほおを強擦します | **3** 口のまわりを強擦します |

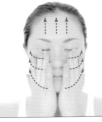
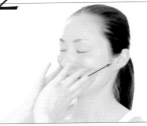
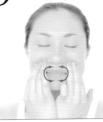

額は下から上に向かって、ほおは小鼻の横から耳に向かって、あごはあご先から耳に向かって、軽くなでるようにして全体にのばします。

人さし指・中指・薬指を使い、口の横から耳に向かって、ほおを持ち上げるようにして強めにさすります。指の腹を使い、爪が皮膚に食い込まないように気をつけましょう。

同じく人さし指・中指・薬指を使い、鼻の下から口の横を通り、あごに向かって強めにさすります。次は逆の方向に行って往復します。

5 顔全体をタッピングします

6 ほおを下から上に向かって軽擦します

7 1と同様に顔全体を軽擦して終了します

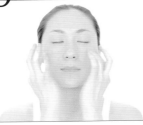
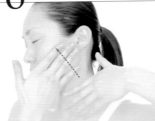
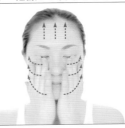

タッピングとは、キーボードをブラインドタッチするようにして、指を交互に使い軽く叩くこと。額・ほお・あごとまんべんなく行いましょう。

あごのラインと人さし指が平行になるように動かしながら、下から上に向かってさすります。

額は下から上に向かって、ほおは小鼻の横から耳に向かって、あごはあご先から耳に向かって、軽くさすります。

マッサージオイルの量　　パール1粒くらいの量＝🌢　　1円玉くらいの量＝🌢🌢🌢　　100円玉くらいの量＝🌢🌢🌢　　500円玉くらいの量＝🌢🌢🌢🌢

■ BLEND RECIPE

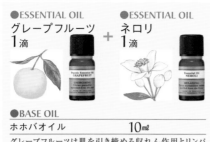

● ESSENTIAL OIL
グレープフルーツ
1滴

＋

● ESSENTIAL OIL
ネロリ
1滴

● BASE OIL
ホホバオイル 　　　　　　　　*10㎖*

グレープフルーツは肌を引き締める収れん作用とリンパ
の流れを良くする作用、ネロリは細胞の成長を促進する
作用があり、一緒に使うことで肌にハリを与えます。

温冷洗顔 　　　PRE TREATMENT

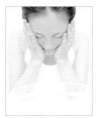

ちょっと熱めに感じるお湯
と水道水を、交互に使って
洗顔。毛穴がキュッと引き
締まり、顔全体のリフトアッ
プに役立ちます。効果が
あるので、マッサージの前
以外でも日常の洗顔にとり
入れてみましょう。

4 　ほお骨の下を、小さい円を描きながら揉捏します

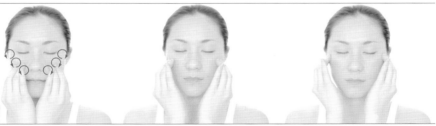

ほお骨のすぐ下を鼻の脇から耳に向かって、小さい円を描きながらもんでいきます。
皮膚の上を滑らせるのではなく、指の腹を使って内側を動かすように行いましょう。

フェイス・エクササイズ 　AFTER TREATMENT

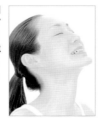

顔を少し上に向けて「い」
の口の状態で3秒間キープ
します。そのあと緩め、
これを6回繰り返します。鏡
を見ながら、首が筋張るく
らい大げさに行いましょう。

⚠ ONE POINT ADVICE

筋肉を刺激することで柔軟性が
増し、表情も豊かになります。表
情が豊かになることで、さらに筋
肉は動き、たるみが解消される
という好循環に。頭皮のマッサ
ージ(26ページ参照)と組み合わ
せると、さらに効果的です。

ベルガモット、ローズマリー

小顔になる

FACE TONE

小顔に向けての第一歩は、顔のリンパの滞りの解消から。
まずは日ごろから鏡をよく見て、自分の顔や表情に注意を払い、意識して筋肉を動かすようにしましょう。朝、むくまないためにも寝る1時間前の水分摂取は控えること、
また睡眠不足もむくみにつながるため、規則正しい生活を心がけましょう。

MASSAGE OIL

1 顔全体を軽擦しながらオイルを塗布します

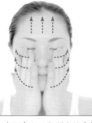

額は下から上に向かって、ほおは小鼻の横から耳に向かって、あごはあご先から耳に向かって、軽くなでるようにして全体にのばします。

2 目のまわりを内から外へ軽擦します

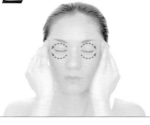

人さし指・中指・薬指を使い、目頭からまぶたを通りこめかみへ、次は目頭から目の下を通りこめかみへ向かってさすります。

3 まゆを3ヵ所リフティングします

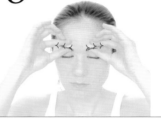

親指と人さし指でまゆをはさみ、まゆ頭・中心・まゆ尻の3ヵ所を持ち上げます。皮膚をつまむのではなく、まゆの下の筋肉を持ち上げるように意識しましょう。

5 顔全体を中心から外に向かって軽擦します

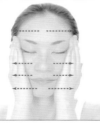

顔全体に手のひらを密着させて、顔の中心から外側に向かってさすります。このマッサージで、顔に滞っているリンパを耳にあるリンパ節に向かって流します。

6 耳から首筋、鎖骨に向かって軽擦します

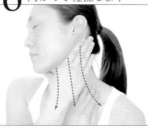

次は耳から鎖骨にあるリンパ節に向かって、リンパを流します。リンパを鎖骨に流し込むようなイメージで行いましょう。

マッサージオイルの量　パール1粒くらいの量＝◐　　1円玉くらいの量＝◐◐　　100円玉くらいの量＝◐◐◐　　500円玉くらいの量＝◐◐◐◐

■ BLEND RECIPE

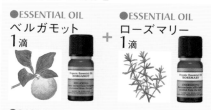

● ESSENTIAL OIL
ベルガモット
1滴

+

● ESSENTIAL OIL
ローズマリー
1滴

● BASE OIL
ホホバオイル　10㎖

ローズマリーはリンパの流れをスムーズにし、ベルガモットは心を明るくするため、表情が豊かに。結果的に筋肉を動かすことにつながり、リンパの流れを良くします。

バスソルト入り半身浴　PRE TREATMENT

浴槽に胸の下までつかる位のお湯を入れ、ふたをするなどして、首から下を閉め切った状態にして発汗を促進し、体内の余分な水分を排出しましょう。バスソルトを入れれば、発汗作用もさらにアップ。全身浴だと心臓への負担が大きいため、胸の下までつかる半身浴に15〜20分間入るのがおすすめ。エッセンシャルオイルをプラスするなら、バスソルト大さじ2に対して4〜5滴を混ぜて使いましょう。

＊おすすめのエッセンシャルオイルは94〜95ページ参照

4　フェイスラインを軽擦します

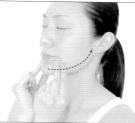
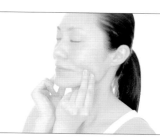

親指と人さし指・中指でフェイスラインをはさみ、あご先から耳下に向かってさすります。
くっきりとしたフェイスラインをつくるイメージで行いましょう。

フェイス・エクササイズ　AFTER TREATMENT

正面を向いて「あ・え・い・お・う」と口を大きく開けて、はっきりと発音します。これを6回行います。

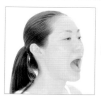 ▶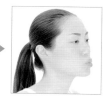

! ONE POINT ADVICE

軽擦を多用したマッサージでリンパの流れが良くなり、むくみも解消され、目元・口元・フェイスラインがすっきりしてきます。適度な緊張感も大切なので、まめに鏡を見る習慣を持つようにしましょう。

Chapter 2
BEATY
FACE

021

マークの説明　軽擦法・・・・・　強擦法 →　揉捏法［もむ方法］)(　揉捏法［ねじる方法］⟷　圧迫法 ● ○ ◌　叩打法 \ /

オリバナム、オレンジ

顔のくすみをとる

HIDING BLEMISHS

血行が悪かったり、肌の生成の周期（ターンオーバー）が遅れると、古い角質が残り、
くすみの原因になります。まめにマッサージする以外にも、充分な睡眠をとる、
湯船につかって入浴するなど規則正しい生活習慣も心がけましょう。
食生活は糖分を控え、新鮮な野菜でビタミンをとり、豆類を積極的にいただきましょう。

MASSAGE OIL

1 顔全体を軽擦しながらオイルを塗布します

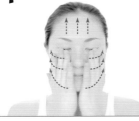

額は下から上に向かって、ほおは小鼻の横から耳に向かって、あごはあご先から耳に向かって、軽くなでるようにして全体にのばします。

2 目のまわりを軽擦します

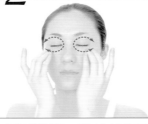

中指と薬指を使い、こめかみから始めて外回り・内回りと目のまわりをさすります。目のまわりはとてもデリケートなので、やさしく行いましょう。

3 目の下の骨の際を圧迫します

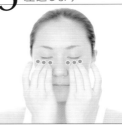

中指と薬指を使い、目頭から目尻に向かって骨の際を数ヵ所に分けて押します

■ BLEND RECIPE

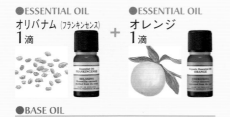

●ESSENTIAL OIL
オリバナム（フランキンセンス）
1滴

●ESSENTIAL OIL
オレンジ
1滴

●BASE OIL
ホホバオイル　**10**㎖

オリバナムは肌のターンオーバーを正常にし、オレンジは角質を軟化させます。リンパの流れが良くなるため、老廃物の排出を促して血行が良くなり、肌の透明感をアップさせます。

マッサージオイルの量　パール1粒くらいの量＝💧　1円玉くらいの量＝💧💧　100円玉くらいの量＝💧💧💧　500円玉くらいの量＝💧💧💧💧

フェイシャルスチーム

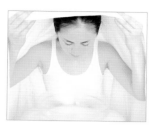

洗面器に熱いお湯をはり、エッセンシャルオイルを2〜3滴入れます。湯気が逃げないように頭からすっぽり大きめのタオルをかぶり、湯気がなくなるまで待ちましょう。エッセンシャルオイルは、皮膚をやわらかくする作用のあるかんきつ系がおすすめ。このとき、かならず目を閉じるようにしてください。

4 親指で攅竹を圧迫します

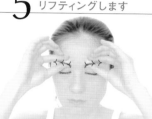

攅竹

攅竹は、まゆ毛の始まりよりやや外側の浅くくぼんだ部分。気持ち良い強さでゆっくり3秒間かけて押し、同じく3秒間かけて力を抜きます。

5 まゆを3ヵ所リフティングします

親指と人さし指でまゆをはさみ、まゆ頭・中心・まゆ尻の3ヵ所を持ち上げます。皮膚をつまむのではなく、まゆの下の筋肉を持ち上げるように意識しましょう。

6 顔全体を中心から外に向かって軽擦します

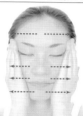

顔全体に手のひらを密着させて、顔の中心から外側に向かってさすります。このマッサージで、顔に滞っているリンパを耳にあるリンパ節に向かって流します。

目元のツボ押し

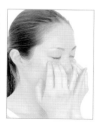

目の下の骨の際を、人さし指・中指・薬指の3本で押します。ゆっくり3秒間かけて押したら、同じく3秒間かけて力を抜き、これを3回繰り返します。顔全体の血行が良くなって、くすみの解消に役立ちます。

! ONE POINT ADVICE

マッサージを続けることで血行もリンパの流れも良くなり、古い角質がとり除かれて、肌の透明感が増してきます。スクラブ洗顔やパックなどを併用すると、さらに効果が上がります。

マークの説明　軽擦法┈┈▸　強擦法 ━▶　揉捏法［もむ方法］)(　揉捏法［ねじる方法］⟷　圧迫法 ●○ ⚪　叩打法 \/

ラベンダー、ローズ

大人のニキビを防ぐ

PIMPLES

大人のニキビの原因はさまざま。ストレスで女性ホルモンのバランスが
くずれた結果できることもあるので、リラックスする時間を大切にしましょう。
また、体内に老廃物がたまると皮膚にトラブルが起きる場合もあります。
マッサージでリンパの流れを良くし、皮膚の免疫力を上げるようにしましょう。

MASSAGE
OIL
💧💧

1 顔全体を軽擦しながらオイルを塗布します

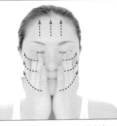

額は下から上に向かって、ほおは小鼻の横から耳に向かって、あごはあご先から耳に向かって、軽くなでるようにして全体にのばします。

2 ほおを中心から外に向かって軽擦します

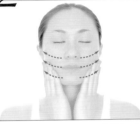

親指以外の4本の指をほおに密着させるようにし、3本のラインでほおをさすります。ニキビに刺激を与えないよう、軽いタッチで行いましょう。

3 顔全体を中心から外に向かって軽擦します

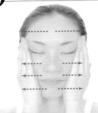

顔全体に手のひらを密着させて、顔の中心から外側に向かってさすります。このマッサージで、顔に滞っているリンパを耳にあるリンパ節に向かって流します。

5 耳から首筋、鎖骨に向かって軽擦します

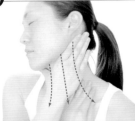

次は耳から鎖骨にあるリンパ節に向かって、リンパを流します。リンパを鎖骨に流し込むようなイメージで行いましょう。

6 鎖骨を指ではさみ、中心から外に向かって強擦します

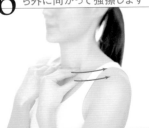

親指と人さし指・中指で鎖骨をはさむようにし、中心から外に向かってしごきます。鎖骨にもリンパ節があるため、そこを刺激することで、リンパの流れを良くします。

マッサージオイルの量　　パール1粒くらいの量＝💧　　1円玉くらいの量＝💧💧　　100円玉くらいの量＝💧💧💧　　500円玉くらいの量＝💧💧💧💧

■ BLEND RECIPE

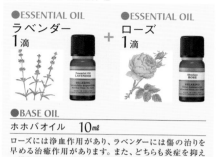

● ESSENTIAL OIL
ラベンダー
1滴

＋

● ESSENTIAL OIL
ローズ
1滴

● BASE OIL
ホホバオイル　10㎖

ローズには浄血作用があり、ラベンダーには傷の治りを早める治癒作用があります。また、どちらも炎症を抑える働きがあり、ストレスからくるイライラを鎮めます。

クレイパック　PRE TREATMENT

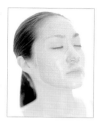

白ニキビや黒ニキビはお手入れ不足が原因のため、毛穴に残った汚れを吸着して落とすクレイパックがおすすめです。クレイを溶かす水にフローラルウォーター（89ページ参照）を使い、エッセンシャルオイルを1滴混ぜると、さらに効果がアップします。

＊おすすめのエッセンシャルオイルは94〜95ページ参照

4 耳を指ではさんで上下に動かして軽擦します

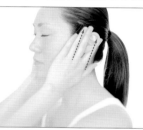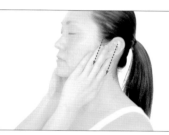

中指と人さし指で耳をはさむようにし、上下にさすります。
耳にはリンパ節があるため、そこを刺激することで、リンパの流れを良くし、免疫力もアップします。やや強めにさすりましょう。

ラベンダーをニキビに塗布　AFTER TREATMENT

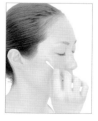

赤ニキビや黄ニキビは炎症を起こした状態。マッサージのあとは、炎症を抑える作用のあるラベンダーのエッセンシャルオイルを綿棒につけて、ニキビに塗布しましょう。

＊ラベンダー以外のエッセンシャルオイルは、直接肌には塗布できません。

⚠ ONE POINT ADVICE

マッサージでリンパの流れが良くなれば、老廃物も排出されて、肌の調子も整ってきます。肌のお手入れ不足も、ニキビの大きな要因。クレンジングは念入りにして、石けんの洗い残しにも注意が必要。チョコレートや洋菓子類も控えるようにしましょう。

Chapter 2
BEAUTY
FACE

025

マークの説明　軽擦法‥‥‥▶　強擦法 ➡　揉捏法［もむ方法］）（　揉捏法［ねじる方法］⟷　圧迫法 ●○ ⋯　叩打法 \/

ジュニパーベリー、ローズマリー

美しい髪になる SCALP CARE

美しい髪になるには、頭皮から健康になることが大切。
ここで紹介するマッサージ法をベースに、シャンプーのときも頭皮を刺激するように意識しましょう。
ポイントは下から上に向かって指を動かすことです。シャンプーは手にとって
手のひらでなじませてから髪につけるのが基本、頭頂部に容器から直接つけないようにしましょう。

お風呂に入って、シャンプーをする前に行うとよいマッサージ法を紹介しています

MASSAGE OIL

1 髪の中に指を入れ、頭全体をほぐします

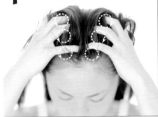

髪の毛の中に指を入れ、指の腹を使って円を描くようにしながらもみほぐしていきます。頭皮の表面を滑らせるのではなく、ぴったり指をつけ、頭皮の下を動かすように意識して行いましょう。

2 小さな円を描くように圧迫します

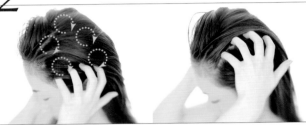

親指以外の4本の指の腹を使い、少し力を入れて円を描きながら圧迫していきます。後頭部から頭頂部、耳の上から頭頂部へと移動させていきましょう。

5 髪をつかんで引っぱります

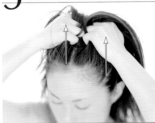

髪を根元からギュッとつかんで、引っぱります。頭皮を触りながらつかむようにすると、より効果的です。

6 手のひら全体で頭皮を動かします

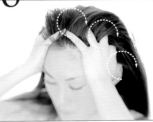

手のひら全体を頭皮に密着させて、大きな円を描くようにして動かします。1と同様に、頭皮を滑らせるのではなく、頭皮の下を動かすように意識しましょう。

マッサージオイルの量　パール1粒くらいの量＝●　　1円玉くらいの量＝●●　　100円玉くらいの量＝●●●　　500円玉くらいの量＝●●●●

■ BLEND RECIPE

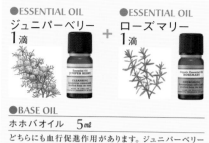

●ESSENTIAL OIL
ジュニパーベリー
1滴

+

●ESSENTIAL OIL
ローズマリー
1滴

●BASE OIL
ホホバオイル　5㎖

どちらにも血行促進作用があります。ジュニパーベリーは毛穴の汚れをとり除き、過剰になっている皮脂分泌を抑え、ローズマリーはフケや抜け毛に効果的です。

ヘアブラッシング　PRE TREATMENT

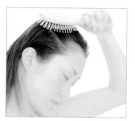

いろんな方向にブラッシングして、頭皮を刺激して血行を促進しましょう。ヘアブラシの先にマッサージオイルを少量つけるのも、おすすめです。

---

3 中指を使って百会を圧迫します

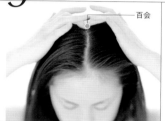

百会

百会のツボは、顔の中心と両耳を結ぶ線が交わる、頭頂部のほぼ中央にあります。ゆっくりと3秒間かけて押して、同じく3秒間かけて力を抜きます。

4 百会から髪の生え際へ向かって、放射線状に圧迫します

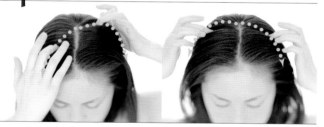

百会を中心にして、髪の生え際まで中指を使って放射線状に刺激していきます。

ターバン・スチーム　AFTER TREATMENT

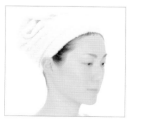

頭皮にマッサージオイルが残った状態で、タオルを巻きます。そのままお風呂に入ると頭が蒸されて毛穴が開き、さらにオイルの浸透が良くなります。

⚠ ONE POINT ADVICE

頭皮を刺激して血行が良くなることで、髪の毛の細胞まで栄養が行き渡り、健康でツヤのある髪になります。ローズマリーとジュニパーベリーのエッセンシャルオイル（10滴）を無香料シャンプー（100㎖）に入れて使うのもおすすめです。

オリバナム、グレープフルーツ

二の腕を
スッキリさせる

ARM TONE

二の腕は余分なお肉がつきやすいもの。
マッサージに加え、日常生活の中での運動もとり入れるようにしましょう。
いちばん簡単なのは、荷物を使ったエクササイズ。荷物を体から少し離して持って数秒間キープ、
これを繰り返します。腕を体より後ろに動かす動作も意識して行うようにしましょう。

MASSAGE OIL

1 腕全体を軽擦しながら
オイルを塗布します

2 ひじから脇に向かって揉捏します

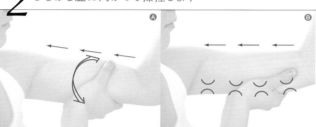

手首からひじ、ひじから脇に向かって、軽く
なでるようにオイルを腕全体にのばします。

腕を軽く曲げ、始めは雑巾を絞るようにねじり🅐、次に筋肉を刺激するようにもみます🅑。
どちらもひじから脇に向かって、移動させながら行いましょう。

■ BLEND RECIPE

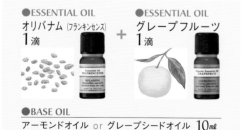

●ESSENTIAL OIL
オリバナム（フランキンセンス）
1滴

＋

●ESSENTIAL OIL
グレープフルーツ
1滴

●BASE OIL
アーモンドオイル or グレープシードオイル **10㎖**

オリバナムには細胞成長促進作用があり、グレープフルーツにはリンパの流れを良くする作用があります。一緒に使うことで肌にハリが出て、二の腕が引き締まります。

マッサージオイルの量　　パール1粒くらいの量＝💧　　　1円玉くらいの量＝💧💧　　　100円玉くらいの量＝💧💧💧　　　500円玉くらいの量＝💧💧💧💧

お風呂で二の腕を刺激　　PRE TREATMENT

お風呂で体を洗うとき、ブラシやボディクロスを使って二の腕を
よく刺激します。マッサージ同様、ひじから脇に向かって動か
すようにしましょう。毎日行うことでリンパの流れが良くなります。

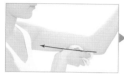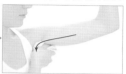

3　脇の下を揉捏します

手のひらをぴったり脇の下に密着させ、握っては緩める動作
を繰り返します。脇にはリンパ節があるため、ここを刺激する
ことでリンパの流れが良くなります。自分が気持ち良い強さ
で行いましょう。

4　腕全体を軽擦します

1と同様に、手首からひじ、ひじから脇に向かって軽くなでま
す。腕に流れるリンパを、最終的に脇の下に集めるようなイ
メージで行いましょう。

ラップパック　　AFTER TREATMENT

マッサージのあとオイル
がついたままの状態
で、ラップを巻き、少し
汗ばむくらいまでおきま
す。ラップをはずしても
洗い流さず、タオルで
ふきとりましょう。さらに
パウダーをつければ、
さっぱりします。

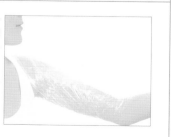

⚠ ONE POINT ADVICE

リンパの流れが良くなると、た
るみ感がなくなり腕のラインが
スッキリしてきます。また、オイ
ルを塗ることで肌にツヤが出
てきて、ハリを感じるようにな
ります。

マークの説明　　軽擦法·····▶　強擦法 ⟶　揉捏法［もむ方法］)(　揉捏法［ねじる方法］⟷　圧迫法 ●○⟲　叩打法 ＼/

ジュニパーベリー、ゼラニウム

足のむくみをとる | SWOLLEN LEGS

足のむくみは、体内に余分な水分がたまることで起こります。その水分を排出するには、筋肉を動かしてリンパの流れを良くすることが大切。マッサージ以外に、エクササイズやウオーキングを積極的に行いましょう。また、太もものつけ根にはリンパ節があるので、そこを圧迫するような下着を着けたり、長時間座ったままの姿勢を続けるのは避けましょう。

MASSAGE OIL

1 足全体を軽擦しながらオイルを塗布します

2 ふくらはぎを足首から
ひざに向かって揉捏します

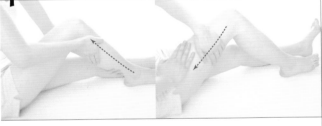

足首からひざ、ひざから太ももに向かって、軽くなでるようにオイルを足全体にのばします。

手のひらをぴったりふくらはぎに密着させ、足首からふくらはぎに向かって、握っては緩める動作を繰り返します。

■ BLEND RECIPE

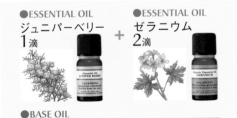

●ESSENTIAL OIL
ジュニパーベリー
1滴

+

●ESSENTIAL OIL
ゼラニウム
2滴

●BASE OIL
アーモンドオイル or グレープシードオイル 10㎖
どちらのエッセンシャルオイルもリンパの流れを良くする作用があります。また、ジュニパーベリーには尿の量を増やす利尿作用があるため、むくみにはとくにおすすめです。

マッサージオイルの量　パール1粒くらいの量＝🝆　　1円玉くらいの量＝🝆🝆　　100円玉くらいの量＝🝆🝆🝆　　500円玉くらいの量＝🝆🝆🝆🝆

バスソルト入り半身浴or フットバス

PRE TREATMENT

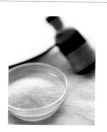

バスソルトを混ぜた湯船に胸の下までつかる半身浴やフットバス（47ページ参照）で発汗を高めて水分排出しましょう。エッセンシャルオイルを混ぜればさらに効果もアップ。半身浴なら大さじ2のバスソルトに4〜5滴、フットバスなら洗面器にお湯を入れて3滴混ぜましょう。

＊おすすめのエッセンシャルオイルは94〜95ページ参照

3 ひざの後ろを 揉捏します

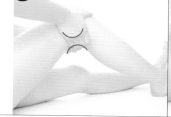

親指以外の4本の指の腹を使い、ひざの後ろを押しては緩める動作を繰り返します。

4 ふくらはぎを足首から ひざに向って叩打します

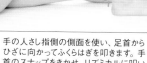

手の人さし指側の側面を使い、足首からひざに向ってふくらはぎを叩きます。手首のスナップをきかせ、リズミカルに叩いていきましょう。

5 足全体を軽擦します

1と同様に、足首からひざ、ひざから太ももに向って軽くなすります。足に流れるリンパを、最終的に太もものつけ根に集めるようなイメージで行いましょう。

股関節のストレッチ

AFTER TREATMENT

太もものつけ根にはリンパ節があるため、ここを刺激することで足のリンパの流れが良くなります。まず、写真のように左右の足が直角になるようにし🅐、足のつけ根をのばすようにして体を前に倒します🅑。左右6回ずつ行いましょう。

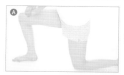
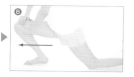

⚠ ONE POINT ADVICE

マッサージでリンパの流れが良くなると、体内の水分排出がスムーズにできるようになり、トイレの回数も増えてきます。むくむからと言って、水分を控えるのは逆効果。食間や入浴前後にまめに飲んで、水分と一緒に老廃物も体外へ排出しましょう。

マークの説明　軽擦法 ----▸　強擦法 ⟶　揉捏法［もむ方法］）（　揉捏法［ねじる方法］⟷　圧迫法 ● ○ ⦂　叩打法 ＼／

グレープフルーツ、ゼラニウム

ウエストを
シェイプする

WAIST TONE

細くくびれたウエストは女性のあこがれ。日ごろからおなかの筋肉を意識し、
ウエストをひねる動作を増やすよう心がけましょう。荷物をとるときにウエストをひねったり、
仕事の合間にウエストをひねるストレッチを行うだけでも変化があるはず。
脂肪のつきやすい部分でもあるので、夕食は寝る3時間前までに済ませるようにしましょう。

MASSAGE OIL ♦♦♦

1 おなか全体を軽擦しながら
オイルを塗布します

2 ウエストを揉捏します

3 脇腹からおへそは強擦、
おへそから下腹は軽擦します

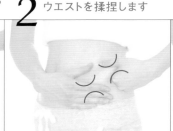

おへそを中心に、時計回りに大きな円を
描きながらオイルをのばします。ウエストま
で届くように、広く塗りましょう。

ウエストのお肉を握って緩める動作を繰
り返します。皮膚の表面だけをつまむの
ではなく、手全体を使ってしっかりもむよ
うにしましょう。

ろっ骨と骨盤の間にある脇腹からおへそに
向かって強めにさすり、おへそから下腹へ
軽くなでおろします。ウエストからおなかのお
肉を動かすようなイメージで行いましょう。

■ BLEND RECIPE

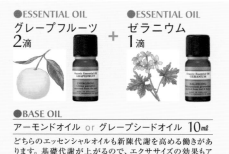

●ESSENTIAL OIL
グレープフルーツ
2滴

＋

●ESSENTIAL OIL
ゼラニウム
1滴

●BASE OIL
アーモンドオイル or グレープシードオイル 10㎖

どちらのエッセンシャルオイルも新陳代謝を高める働きがあ
ります。基礎代謝が上がるので、エクササイズの効果もアッ
プ。ダイエット中の人にはおすすめの組み合わせです。

マッサージオイルの量　　パール1粒くらいの量＝♦　　　1円玉くらいの量＝♦♦　　　100円玉くらいの量＝♦♦♦　　　500円玉くらいの量＝♦♦♦♦

スキンブラッシング　　PRE TREATMENT

入浴前にボディブラシでマッサージすることで、血行とリンパの流れが良くなり、皮下脂肪が燃焼されやすくなります。乾いた肌の上を、ウエストからおへその方向にらせん状にブラッシングしましょう。そのあと、バスソルト入りのお風呂に入浴すれば発汗もアップします。

＊全身のスキンブラッシング方法は42ページ参照

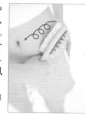

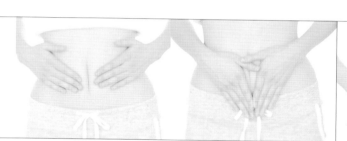

4　1と同様に、おなか全体を軽擦して終了します

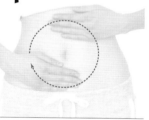

おへそを中心に、時計回りに大きな円を描くようにさすります。

ウエストのストレッチ　　AFTER TREATMENT

写真のように足をクロスさせてウエストをストレッチします。ぐっとウエストをひねったところで5秒静止。このとき、呼吸を止めないよう注意し、左右6回ずつ行います。マッサージオイルが肌についた状態でラップを巻いてパックするのもおすすめです。

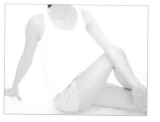

！ ONE POINT ADVICE

マッサージによって筋肉が柔軟になり、脂肪が燃焼されやすくなります。基礎代謝が高まることでエクササイズの効果も上がるので、運動やストレッチも合わせて行うようにしましょう。

マークの説明　軽擦法·····›　強擦法 ➡　揉捏法［もむ方法］）（　揉捏法［ねじる方法］⟷　圧迫法 ● ○ ⚬⚬⚬　叩打法 \/

下腹を
へこませる

LOWER
ABDOMEN TONE

女性の体の中で、いちばん脂肪のつきやすいのが下腹部。ちょっと油断していると、
下腹ぽっこりなんてことも。脂肪がつくだけでなく、姿勢の悪さが原因になることもあるので、
常に背筋をのばすことを意識しましょう。また、腹筋力の低下はおなかを
たるませるだけでなく、腰痛の原因になります。まめにエクササイズを行いましょう。

MASSAGE OIL

1 おなか全体を軽擦しながら
オイルを塗布します

2 下腹部を、円を描く
ようにして軽擦します

3 手根で下腹部を
揉捏します

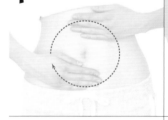

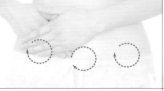

手根

おへそを中心に、時計回りに大きな円を
描きながらオイルをのばします。下腹部ま
でまんべんなく塗りましょう。

両手を重ね、時計回りに小さな円を描き
ながら、下腹部を軽くなでます。

手根を使い、外から内へ向かって円
を描くようにして下腹部をもみほぐしま
す。下腹部全体を動かし、脂肪を刺
激するようなイメージで行いましょう。

■ BLEND RECIPE

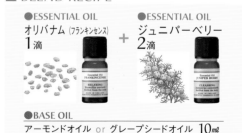

● ESSENTIAL OIL
オリバナム (フランキンセンス)
1滴

＋

● ESSENTIAL OIL
ジュニパーベリー
2滴

● BASE OIL
アーモンドオイル or グレープシードオイル **10**㎖
どちらのエッセンシャルオイルも肌を引き締める収れん作
用があります。ジュニパーベリーはリンパの流れを良くす
るため、シェイプアップには強い味方です。

マッサージオイルの量　　パール1粒くらいの量＝ ◆　　1円玉くらいの量＝ ◆◆　　100円玉くらいの量＝ ◆◆◆　　500円玉くらいの量＝ ◆◆◆◆

腹式呼吸

腹式呼吸を行うことで、おなかの筋肉がほぐれ、マッサージの効果がアップします。おなかの筋肉を動かすよう意識しながら、ゆっくり大きく深呼吸しましょう。

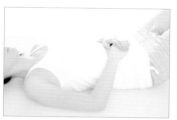

4 手のひらで下腹部を圧迫します

手を重ねて下腹部に置き、少し力を加えて押していきます。その力をはね返すように、ぐっと下腹部に力を入れます。

5 1と同様に、おなか全体を軽擦して終了します

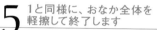

おへそを中心に、時計回りに大きな円を描きながらさすります。

腹筋エクササイズ　AFTER TREATMENT

いすに座ってひざの上に両手を置き、下腹部に力を入れながら上半身を前に倒します。それに反発するように両手を突っ張り5秒間キープ。これを6回繰り返します。

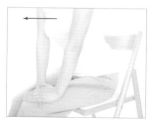

❗ ONE POINT ADVICE

マッサージを続けていくと筋肉が引き上げられて、たるみの解消になります。腹筋運動は、マッサージでは届かない深部の筋肉の刺激になるので、まめに行うようにしましょう。

Chapter 2
BEAUTY
LOWER
ABDOMEN

035

マークの説明　軽擦法 ----→　強擦法 →　揉捏法［もむ方法］）（　揉捏法［ねじる方法］⟷　圧迫法 ● ○ ⣰⣰　叩打法 \/

ジャスミン、ベルガモット

バストアップする

TONING THE BUST

バストそのものの大きさより、ハリがあってバストラインが高い位置にあることが美胸と言えます。
でも、デスクワークが多いと、どうしても前かがみになって背中も丸くなり、
だんだん大胸筋がかたくなって、バストラインも下がってしまいます。
そうならないためにも、日ごろから背筋をのばし、自然と胸をはるように心がけましょう。

MASSAGE OIL

1 バスト全体を軽擦しながら オイルを塗布します

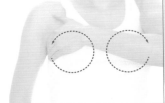

バストのまわりに円を描くようにしてオイル をのばします。

2 バストを持ち上げる ように軽擦します

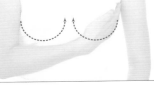

バストのふくらみに手を添えて、脇から内 側に向かって軽くさすります。バストを持 ち上げるようにして行いましょう。

3 8の字を描きながら、バス トのまわりを軽擦します

手のひら全体を密着させるようにして、8 の字を描きながら軽くさすります。

■ BLEND RECIPE

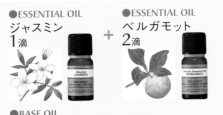

●ESSENTIAL OIL
ジャスミン
1滴

＋

●ESSENTIAL OIL
ベルガモット
2滴

●BASE OIL
アーモンドオイル or グレープシードオイル 10㎖
ジャスミンは女性ホルモンの分泌を促進して、バストにハ
リをもたせます。ベルガモットは気持ちを明るくするため、
自然と心も前向きになり、姿勢も良くなっていきます。

マッサージオイルの量　　パール1粒くらいの量＝🝙　　1円玉くらいの量＝🝙🝙　　100円玉くらいの量＝🝙🝙🝙　　500円玉くらいの量＝🝙🝙🝙🝙

温湿布

洗面器に熱いお湯を入れ、エッセンシャルオイルを1〜2滴垂らし、よくかき混ぜます。タオルの両端を持ってお湯につけ、やけどしないように絞り、バストにあてます。その上にラップをのせ、さらにタオルをかければ完ぺき。肌が温まって保湿されることで、オイルの浸透も良くなります。

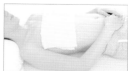

＊おすすめのエッセンシャルオイル
　は94〜95ページ参照

4 大胸筋を、らせんを描くように強擦します

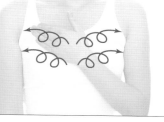

体の中心から脇に向かって、らせんを描くように力を入れてさすります。右側は左手を使って、左側は右手を使って行いましょう。

5 1と同様に、バスト全体を軽擦して終了します

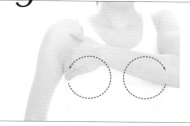

バストのまわりに円を描くようにさすります。

バストのストレッチ AFTER TREATMENT

Ⓐひじと手首が水平になるようにして、手のひらを合わせます。両側から手のひらを押すようにして5秒キープ。これを6回繰り返します。
Ⓑ手を後ろに組み、両ひじを近づけるようにしながら、やや上に上げ、胸を開くよう意識して5秒キープ。これを6回繰り返します。

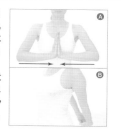

❗ ONE POINT ADVICE

マッサージとオイルの効果で、だんだんとバストにハリとツヤが出てきます。続けることで、ネックラインの開いた服も自信をもって着られる、魅力的な胸元になるでしょう。

マークの説明　軽擦法 ‥‥‥▶　強擦法 ━▶　揉捏法[もむ方法])(　揉捏法[ねじる方法] ⟷　圧迫法 ● ○ ⬭　叩打法 \/

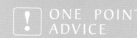

オレンジ、ユーカリプタス

ヒップアップする

TONING THE BOTTOM

キュッと上がったヒップは、脚長効果もあり、スタイルを良く見せます。
マッサージやエクササイズ以外にも心がけたいのが、歩き方や座り方。
かかとから地につけて体重移動し、つま先でけって力を抜く、大また歩きがベスト。
座るときは背筋をのばして、お尻全部をいすにぺったりつけないようにしましょう。

1 ヒップと太ももを軽擦しながらオイルを塗布します

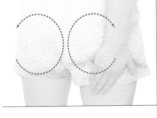

ヒップから太ももにかけて、大きく円を描くようにしながらオイルをのばします。

2 太ももからヒップを揉捏します

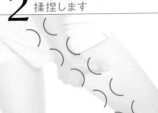

手のひら全体を使って、太ももの後ろを握っては緩める動作を繰り返します。筋肉まで刺激するように意識しながら、太ももからヒップに向かって上がっていきましょう。

3 太ももからヒップを叩打します

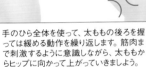

手の人さし指側の側面を使い、太ももからひざに向かってリズミカルに叩いていきます。太ももは両手を使って行いましょうⒶ。

5 太もも・ヒップ・足のつけ根を軽擦します

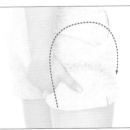
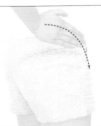
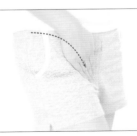

太ももの後ろからスタートし、ヒップを持ち上げ、骨盤の上を通り、足のつけ根へとさすります。
ヒップに流れるリンパを、最終的に足のつけ根のリンパ節に集めるようなイメージで行いましょう。

マッサージオイルの量　　パール1粒くらいの量＝🔻　　　1円玉くらいの量＝🔻🔻　　　100円玉くらいの量＝🔻🔻🔻　　　500円玉くらいの量＝🔻🔻🔻🔻

■ BLEND RECIPE

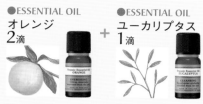

● ESSENTIAL OIL
オレンジ
2滴

＋

● ESSENTIAL OIL
ユーカリプタス
1滴

● BASE OIL
アーモンドオイル or グレープシードオイル　10㎖

オレンジは老廃物の排せつを促して、肌を引き締めます。
ユーカリプタスは筋肉をほぐす作用があり、関節の動き
をスムーズにしてエクササイズ効果をアップしてくれます。

スキンブラッシング　PRE TREATMENT

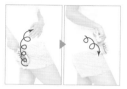

入浴前にボディブラシでマッサージし、血液とリンパの流
れを良くしましょう。マッサージの5と同じように、太ももの
後ろからスタートし、ヒップを持ち上げ、骨盤の上、足の
つけ根へとらせん状に
ブラッシングしていきま
す。そのあと、バスソル
ト入りのお風呂に入れ
ば、さらに効果的です。

＊全身のブラッシング方法は
　42ページ参照

---

4 太ももからヒップをカッピングします

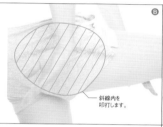

Ⓑ

斜線内を
叩打します。

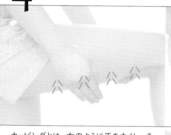

斜線内を
カッピングします。

ヒップは片手で腰のあたりまで行いまし
ょうⒷ。

カッピングとは、右のように手を丸くし、そ
の中に空気を含ませた状態で叩打する
こと。3同様に太ももは両手で、ヒップは
片手で腰のあたりまで行いましょう。

ヒップのストレッチ　AFTER TREATMENT

いすに座り、足首を反対
の足のひざの上にのせま
す。ゆっくり体を前に倒し、
気持ち良いと感じる所で
止めて5秒キープ。呼吸を
止めないようにして6回繰
り返します。

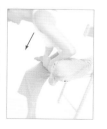

！ ONE POINT ADVICE

揉捏法や叩打法のマッサージ
で筋肉を刺激することで、柔
軟性が増し、エクササイズ効
果もアップします。歩き方に気
をつけ、ストレッチなどを日常
的にとり入れれば、より魅力
的なヒップになるでしょう。

マークの説明　軽擦法 ‥‥‥▶　強擦法 ━━▶　揉捏法［もむ方法］）（　揉捏法［ねじる方法］⟷　圧迫法 ●○ ⬚　叩打法 ＼／

グレープフルーツ、ローズマリー

セルライトを
改善する

CELLULITE

セルライトの原因は冷えやむくみ、そしてリンパの流れの滞りです。水分をまめにとって
体内の老廃物を排出するようにしましょう。入浴前にスキンブラッシングしたり(42ページ参照)、
バスソルトを湯船に入れたりして、発汗を良くしてリンパの流れを良くする工夫を。
また刺激物や動物性脂肪を控えるなど、食生活にも気を配りましょう。

1 ヒップと太ももを軽擦しながらオイルを塗布します

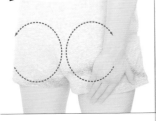

ヒップから太ももにかけて、大きく円を描くようにしながらオイルをのばします。

2 ふくらはぎから太ももに向かって揉捏します

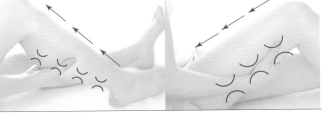

手のひらをぴったりふくらはぎに密着させ、握っては緩める動作を繰り返します。
ふくらはぎから始めて、太ももに移動しながら同じ動作を繰り返します。

6 セルライトブラシを使い、太ももからヒップにかけて叩打します

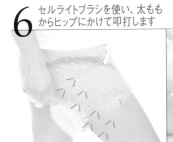

太ももからヒップ、腰のあたりまで、リズミカルにまんべんなく叩きましょう。

7 足全体を軽擦します

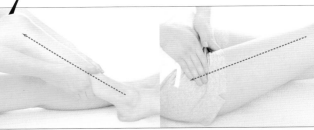

足首からふくらはぎ、太ももとさすります。足に流れるリンパを最終的に足のつけ根のリンパ節に集めるようなイメージで行いましょう。

マッサージオイルの量　　パール1粒くらいの量＝◆　　　1円玉くらいの量＝◆◆　　　100円玉くらいの量＝◆◆◆　　　500円玉くらいの量＝◆◆◆◆

■ BLEND RECIPE

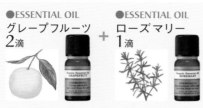

●ESSENTIAL OIL
グレープフルーツ
2滴

＋

●ESSENTIAL OIL
ローズマリー
1滴

●BASE OIL
アーモンドオイル or グレープシードオイル 10㎖

どちらもリンパの流れを良くする作用があるエッセンシャルオイル。さらにグレープフルーツは老廃物を排出して代謝をアップし、ローズマリーには血行促進する働きがあります。

スキンブラッシング＆バスソルト PRE TREATMENT

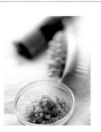

42ページを参考に、入浴前にスキンブラッシングを行い、バスソルト入りのお風呂で発汗を高め、老廃物を体外へ出しましょう。デトックス用にブレンドされたマッサージオイルを利用するのも、手軽でおすすめです。

---

3 ふくらはぎから太ももに向かって、雑巾を絞るように揉捏します

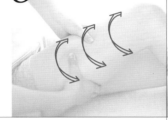

手のひら全体を使って、雑巾を絞るようにねじります。2と同様にふくらはぎから始めて、太ももに移動しながら同じ動作を繰り返します。

4 足全体を円を描くように、軽擦します

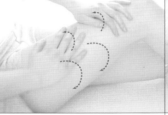

足全体を中心から外側に向かって、両手を交互に使い、円を描くようにしながら軽くさすります。足首から太ももに向かって行いましょう。

5 足のつけ根を両手の親指で圧迫します

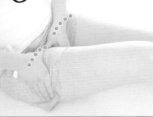

足のつけ根を両手の親指を使って押し、刺激していきます。少しずつ左右に移動させながら、まんべんなく行いましょう。足のつけ根にはリンパ節があるため、ここを刺激することで、リンパの流れが良くなります。

フェンネル＆ジュニパーベリーのハーブティー AFTER TREATMENT

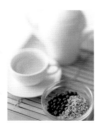

老廃物排出をサポートする、デトックス効果の高いハーブティーを飲むようにすれば、効率良く水分補給ができます。ハーブの香りをかぎながらリラックスすることで、血行も良くなり、体も温まります。

⚠ ONE POINT ADVICE

マッサージを続けることで、リンパの流れや血行が良くなり、冷えやむくみも解消されていきます。入浴前のスキンブラッシング（42ページ参照）を習慣にすれば、さらに効果はアップします。

老廃物排出に効果抜群！

Skin brushing

スキンブラッシングをマスターしましょう

体の不調や疲労感、肌荒れやむくみを招くのが体内の老廃物。
スムーズに体外へ排出するには汗をたくさんかいて、多くの尿を出すことが必要です。
その発汗作用・利尿作用を高めるのがスキンブラッシング。
方法はとても簡単。お風呂に入る前の体をボディブラシでブラッシングするだけです。
リンパ節（14ページ参照）を意識しながらクルクルとブラッシングすることで、
血液やリンパの流れが良くなり、お風呂での発汗量もぐんとアップします。

スキンブラッシングの効果

1. 血行とリンパの流れを促進
2. 老廃物の排出がスムーズに
3. 皮下脂肪の燃焼をサポート
4. むくみを改善
5. お風呂での発汗量アップ

入浴前の乾いた肌を、矢印の
方向にクルクルとブラッシングし
ます。ボディブラシは柄のついた
ものが便利。自然素材の、ほど
よい硬さのものを選びましょう。

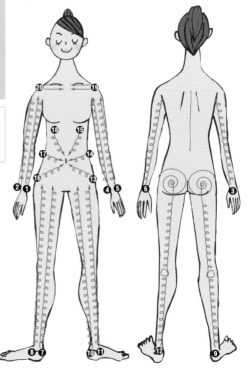

1. 右腕（1・2・3）を3セット、左腕（4・5・6）を3セット
   脇の下にあるリンパ節に向かってブラッシングします。

2. 右足からお尻（7・8・9）を3セット、
   左足からお尻（10・11・12）を3セット
   前足は太もものつけ根のリンパ節に向かってブラッシングします。
   後ろ足はひざの後ろにあるリンパ節で、ブラシをよく回転させ、
   お尻に向かいます。

3. おなかの左半分（13・14・15）を3セット、
   右半分（16・17・18）を3セット
   脇腹からおへそに向かってブラッシングします。

4. 左の鎖骨（19）を3セット、右の鎖骨（20）を3セット
   肩先から体の中心に向かって、軽くブラッシングします。
   鎖骨にもリンパ節があるため、ここを刺激することでリ
   ンパの流れがスムーズになります。

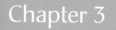

Chapter 3
HEALTH

元気になれるマッサージ

病院に行くほどではないけれど、なんとなく調子
が悪い…そんなときこそアロマセラピーマッサー
ジを試してください。手の温もりとエッセンシャル
オイルの心地良い香りが、心身の緊張やストレス
を解きほぐして、自然と良い状態へと導いてくれ
るはずです。

オレンジ、ジュニパーベリー

疲労を回復する

FATIGUE

ストレスフルな現代は、肉体的にも精神的にも疲労のもとになる要因がたくさんあります。回復するには、ぐっすり眠る、胃腸を健康にして栄養を吸収する、リラックスする時間を持つなどの規則正しい生活を送ることが第一です。食生活では、梅干しや酢に含まれるクエン酸、海藻類に多いミネラル類を積極的にとるようにしましょう。

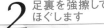

1 ふくらはぎを軽擦します

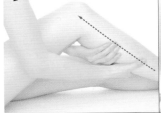

手のひらをぴったりふくらはぎに密着させ、足首からふくらはぎに向かって軽くさすります。

2 足裏を強擦して、ほぐします

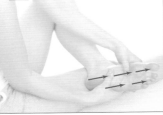

土踏まずから指先に向かって、さすり上げるようにしながら親指でもみほぐしていきます。

3 おなか全体を、時計回りに軽擦します

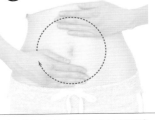

おへそを中心に、時計回りに大きな円を描きながらさすります。小腸は精神疲労のもとになる老廃物を排せつするのに大切な場所なので、きちんとケアしましょう。

7 髪の中に手を入れ、頭全体を小さな円を描くように圧迫します

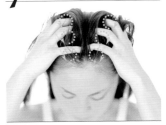

髪の毛の中に指を入れ、指の腹を使って小さな円を描くようにもみほぐしていきます。頭皮の表面を滑らせるのではなく、ぴったり指をつけ、頭皮の下を動かすように意識して行いましょう。

■ BLEND RECIPE

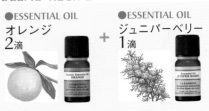

- ●ESSENTIAL OIL
  オレンジ
  2滴

- ●ESSENTIAL OIL
  ジュニパーベリー
  1滴

- ●BASE OIL
  アーモンドオイル or グレープシードオイル 10mℓ

オレンジは解毒を促し、疲れた心を前向きに。ジュニパーベリーはリンパの流れを促し、血液を浄化します。どちらも老廃物排せつをサポートして心身をすっきりさせます。

マッサージオイルの量　パール1粒くらいの量＝ ●　1円玉くらいの量＝ ●●　100円玉くらいの量＝ ●●●　500円玉くらいの量＝ ●●●●

アロマバス PRE TREATMENT

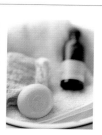

好きな香りに包まれたバスタイムは心身共にリラックスさせてくれます。エッセンシャルオイル4〜5滴を小さじ2杯（10ml）のベースオイルやバスオイルに混ぜて、浴槽に溶かしましょう。肉体的な疲れには、古来から筋肉疲労に利用された植物、アルニカ入りの入浴剤もおすすめです。

---

4 首の後ろを強擦します

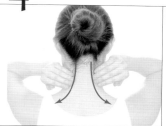

首の後ろにある太い筋肉を、親指以外の4本の指の腹を使って、上から下に向かって強めにゆっくりさすります。

5 肩先から首に向かって強擦します

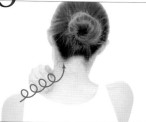

肩先から首に向かって、親指以外の4本の指でらせんを描くようにして強めにさすります。左の肩は右手で、右の肩は左手で行いましょう。

6 手のひら全体で、首から肩を軽擦します

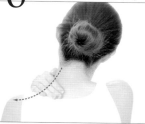

手のひらをぴったり密着させ、首から肩先に向かって軽くさすります。

芳香浴 AFTER TREATMENT

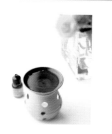

マッサージ後は、好きな香りを部屋に焚いてくつろぎましょう。さらに自律神経を整える呼吸法をとり入れれば効果的。人さし指を額にあて、親指と中指をそれぞれ左右の鼻の上に置きます。そして片方の鼻の穴を交互にふさいで深呼吸。これを左右6セット繰り返します。

⚠ ONE POINT ADVICE

マッサージで筋肉をほぐすことで睡眠の質が良くなって安眠に。また、足先や腹部を温めることで、内臓機能が高まって免疫力もアップ。代謝も良くなり、疲労のもととなる老廃物の排せつを促します。

マークの説明　軽擦法······>　強擦法 ——>　揉捏法［もむ方法］)(　揉捏法［ねじる方法］<—>　圧迫法 ●○⦿　叩打法 \/

ジュニパーベリー、ローズマリー

冷え性を改善する

POOR CIRCULATION

体内に余分な水分がたまると体が冷えてしまうため、代謝の良い体づくりを目指して、
水分を排出しましょう。食生活ではカフェインなどの刺激物や甘い物は控え、
根野菜・温野菜を食べるようにします。また、副交感神経より交感神経が優位だと、
体の末端が冷えるため、リラックスする時間を大切にしましょう。

1　ひざ下を軽擦します

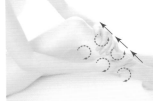

手のひらをびったりふくらはぎに密着させ、足首からひざに向かって、全体を円を描くようにしてさすります。温めるために、少しスピードアップして行いましょう。

2　足裏と足先を親指の腹で強擦します

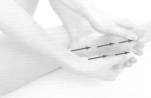

かかとから指先に向かって、さすり上げるようにしながら親指でもみほぐしていきます。足の指を刺激し、体の末端を温めることで副交感神経が優位になり、体全体も温まります。

3　手首からひじを強擦します

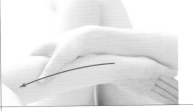

手のひら全体をびったり密着させて手首を握り、ひじに向かって強めにさすります。

手の指をねじりながら
指先に向かって引っぱります　　指先を圧迫して抜きます

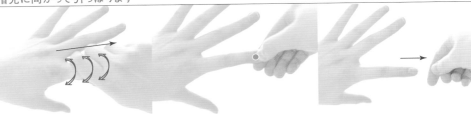

指を反対の手で包むようにつけ根からしっかり持ち、ひねりながら指先に向かって引っぱります。

爪の根元を圧迫して抜きます。
この一連の流れを親指から始め、小指まで1本ずつていねいに行います。
最後に足・腕・手と軽擦してから終了します。

マッサージオイルの量　パール1粒くらいの量＝🌢　　1円玉くらいの量＝🌢🌢　100円玉くらいの量＝🌢🌢🌢　500円玉くらいの量＝🌢🌢🌢🌢

■ BLEND RECIPE

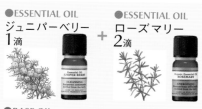

●ESSENTIAL OIL
ジュニパーベリー
1滴

＋

●ESSENTIAL OIL
ローズマリー
2滴

●BASE OIL
アーモンドオイル or グレープシードオイル 10㎖

どちらのエッセンシャルオイルも血行を促進して、リンパの流れを良くする働きがあります。アロマバスやフットバスにも使って、体を温めましょう。

フットバス　　　PRE TREATMENT

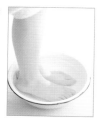

洗面器やバケツなどにお湯を入れ、エッセンシャルオイルを3滴加えます。よくかき混ぜてから10分間ほど足をつけましょう。足先を温めるだけで、体全体がポカポカしてきます。

＊おすすめのエッセンシャルオイルは94〜95ページ参照

---

4 手のひらを親指で強擦します

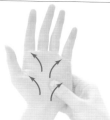

手首のほうから指先に向かって進むときに力を入れ、戻るときに力を抜く、この動作を繰り返しながら手のひら全体をもみほぐします。手のひらには神経が集中しているため、さすることでリラックスします。

5 手の指を強擦します

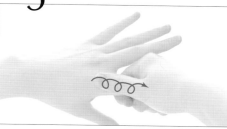

指のつけ根から指先に向かって、らせんを描くようしながら、親指の腹で強めにさすります。

足裏マッサージ　　　AFTER TREATMENT

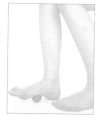

ゴルフボールを足裏にあて、ゴロゴロと転がします。足裏には全身の反射区があるため、体全体に効果が伝わり、リンパや血液の流れが良くなります。

! ONE POINT ADVICE

血行が良くなると心身がリラックスし、副交感神経が優位になってきます。マッサージしている間は、オイルの香りを楽しむようにゆっくりと深い呼吸をすると、さらにリラックス効果が高まります。

Chapter 3
HEALTH
POOR
CIRCULATION

047

マークの説明　軽擦法‥‥‥▶　強擦法 ➡　揉捏法［もむ方法］)(　揉捏法［ねじる方法］⟷　圧迫法 ●○◌　叩打法 \/

肩こりを
やわらげる

マジョラムスイート、ユーカリプタス

STIFF
SHOULDERS

肩こりは、筋肉の中に乳酸などの疲労物質がたまることで起きます。
解消するには筋肉をまめに動かして血行を良くし、老廃物を流すようにしましょう。
仕事の合間のストレッチや深呼吸など、簡単なことを始めるだけでもずいぶん違います。
長時間のデスクワークが続く人は、机といすの高さのバランスも見直してみましょう。

MASSAGE OIL

1 首と肩を軽擦しながら
オイルを塗布します

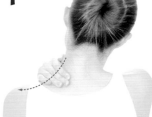

首から肩に向かってオイルをのばします。
左の肩は右手で、右の肩は左手で行い
ましょう。

2 肩先から首に向かって
強擦します

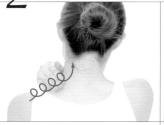

肩先から首に向かって、親指以外の4本
の指を使い、大きくらせんを描くように強
めにさすります。

3 首から肩・肩甲骨にかけて
母指の側面で強擦します

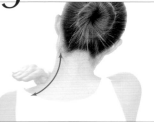

母指の側面

母指の側面を使って上下に動
かし強めにさすります。首から
肩と移動し、手の届く範囲で肩
甲骨のほうまで行いましょう。

7 手の合谷を圧迫します

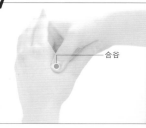
合谷

親指と人さし指の股にあるツボ、合谷を
親指で手首に向かって押します。ゆっくり
3秒間かけて押し、同じく3秒間かけて力
を抜きましょう。

8 腕と肩を軽擦します

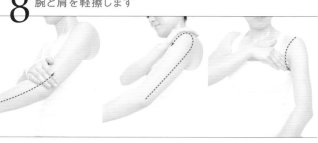

手首から腕、肩に向って軽くなでます。
腕や肩に流れるリンパを、最終的に脇の下に集めるようなイメージで行いましょう。

マッサージオイルの量　　パール1粒くらいの量＝●　　　　1円玉くらいの量＝●●　　　100円玉くらいの量＝●●●　　　500円玉くらいの量＝●●●●

■ BLEND RECIPE

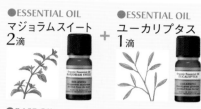

● ESSENTIAL OIL
マジョラムスイート
2滴

＋

● ESSENTIAL OIL
ユーカリプタス
1滴

● BASE OIL
アーモンドオイル or グレープシードオイル 10㎖

どちらのエッセンシャルオイルも筋肉を柔軟にし、肩こりの要因である体のこわばりをやわらげます。バスソルトに混ぜてアロマバスにするなど、いろいろと活用しましょう。

温湿布 　　　　　　PRE TREATMENT

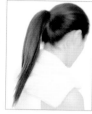

洗面器に熱いお湯を入れ、エッセンシャルオイルを1〜2滴垂らし、よくかき混ぜます。タオルの両端を持ってお湯につけ、やけどしないように絞り、首から肩にあてます。その上にラップをのせ、さらにタオルをかければ完ぺき。肌が温まり血行が良くなります。

＊おすすめのエッセンシャルオイルは94〜95ページ参照

---

4 首の後ろを強擦します

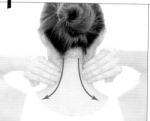

首の後ろにある太い筋肉を、親指以外の4本の指の腹を使って、上から下に向かって強めにゆっくりさすります。

5 腕の三角筋を揉捏します

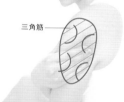

三角筋

手のひら全体を使って、握っては緩める動作を繰り返し行います。肩のこりは腕のこりとも言われるので、しっかりほぐしていきましょう。

6 三角筋の中心を圧迫します

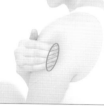

人さし指・中指・薬指の腹を使って、三角筋の中心を押します。ゆっくり力を入れて3秒間かけて押し、同じく3秒間かけて力を抜きましょう。

肩のストレッチ 　　　　AFTER TREATMENT

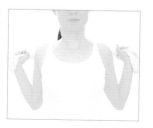

写真の体勢でタオルを持ち、肩甲骨を近づけるイメージで胸をぐっと開いて、そのまま5秒キープ。これを6セット行います。無理のない程度に、タオルを短く持つようにするとより効果的です。

! ONE POINT ADVICE

マッサージやストレッチを行うことで、筋肉が柔軟になって体がほぐれ、血行も良くなってきます。日ごろから自分の体をケアする時間を持ち、こりを感じていたら早めに対処するようにしましょう。

マークの説明　軽擦法 ----- 強擦法 → 揉捏法［もむ方法］)(揉捏法［ねじる方法］↔ 圧迫法 ●○ 叩打法 \/

カモミール ローマン、ラベンダー

不眠を解消する

INSOMNIA

体内時計のリズムが狂ってしまった状態が不眠を招いてしまいます。
まずは、体に生活のリズムを認識させることから始めましょう。朝は10時までの朝日を浴びて
深呼吸、寝る前はパソコンやテレビから離れて、ハーブティーなどを飲みながらリラックス。
不安や考え事がある場合はフラワーエッセンス（72ページ参照）を利用するのもおすすめです。

MASSAGE OIL

1 ひじから脇に向かって揉捏します

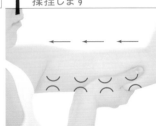

腕を軽く曲げ、手のひらを腕に密着させて、握っては緩める動作を繰り返しています。ひじから脇に移動しながら、筋肉を刺激するようにもみましょう。

2 手の指を強擦します

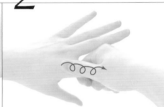

指のつけ根から指先に向かって、らせんを描くようにしながら、親指の腹で強めにさすります。

手の指をねじりながら指先に向かって引っぱります

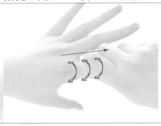

指を反対の手で包むようにつけ根からしっかり持ち、ひねりながら指先に向かって引っぱります。

5 髪の中に手を入れ、頭を小さな円を描くように圧迫します

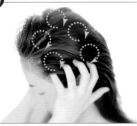

親指以外の4本の指の腹を使い、少し力を入れて円を描くように圧迫していきます。後頭部から頭頂部、耳の上から頭頂部へと移動させていきましょう。

6 百会を圧迫します

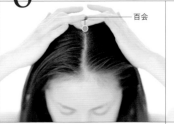

百会

自律神経を整えるツボ、百会は顔の中心と両耳を結ぶ線が交わる、頭頂部のほぼ中央にあります。中指でゆっくりと3秒間かけて押して、同じく3秒間かけて力を抜きましょう。

7 こめかみを圧迫します

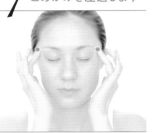

中指をこめかみにあて、円を描くように押します。皮膚の上を滑らせるのではなく、内側を動かすようなイメージで行いましょう。

マッサージオイルの量　パール1粒くらいの量＝◢　1円玉くらいの量＝◢◢　100円玉くらいの量＝◢◢◢　500円玉くらいの量＝◢◢◢◢

■ BLEND RECIPE

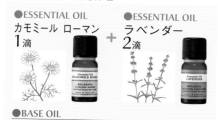

● ESSENTIAL OIL
カモミール ローマン
1滴

＋

● ESSENTIAL OIL
ラベンダー
2滴

● BASE OIL
アーモンドオイル or グレープシードオイル 10㎖

どちらもイライラを鎮めてくれるエッセンシャルオイル。カモミール ローマンは落ち込んだ気持ちをやわらげ、ラベンダーは体内時計のリズムを整えるのに役立ちます。

アロマバス　　PRE TREATMENT

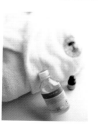

ゆったりと温かいお湯につかることで、だんだん緊張がほぐれていきます。好きな香りのアロマバスなら、さらに効果的。エッセンシャルオイル4〜5滴を小さじ2杯（10㎖）のベースオイルやバスオイルなどに混ぜ、浴槽に溶かしましょう。

指先を圧迫して抜きます

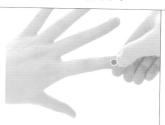

爪の根元を圧迫して抜きます。この一連の流れを親指から始め、小指まで1本ずつていねいに行います。

3 足裏を強擦します

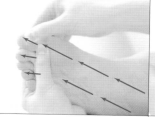

足裏全体を両手の親指を使ってもみほぐしていきます。足の親指には頭の反射区があるため、とくに念入りに行って、精神的な疲れも癒しましょう。

4 首の後ろを4本の指で強擦します

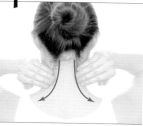

首の後ろにある太い筋肉を、親指以外の4本の指の腹を使って、上から下に向かって強めにゆっくりさすります。

ブラブラ体操　　AFTER TREATMENT

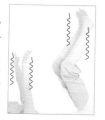

緊張や疲労からくる体のこわばりをとる体操です。あおむけに寝て、両手両足を上げ、細かくプルプルと震わせます。体の末端を温める効果もあるので、冷え性の人にもおすすめ。2〜3分間を目安に、疲れない程度に行いましょう。

❗ ONE POINT ADVICE

自分の体をいたわりながらマッサージすることで、高ぶった神経も鎮まり、リラックスしてきます。気持ちが安定することで、安眠へと誘われるでしょう。

マークの説明　　軽擦法 ┈┈┈▶　　強擦法 ➡　　揉捏法［もむ方法］)(　　揉捏法［ねじる方法］⟷　　圧迫法 ●○　　叩打法 \/

	カモミール ローマン、ローズ

目 の 疲 れ を と る

EYE STRAIN

長時間のパソコン作業、テレビにゲームなど、眼精疲労の原因は日常の中にたくさんあります。
目を使う場合は、長時間の作業は避けて休憩をとったり、
時々遠くの風景を眺めることを習慣にしましょう。遠くと近くを交互に見ることで、
目の焦点を合わせる筋肉が柔軟になり、目の疲れの解消になります。

MASSAGE OIL

1 肩先から首に向かって強擦します

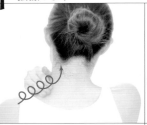

肩先から首に向かって、親指以外の4本の指でらせんを描くようにして強めにさすります。左の肩は右手で右の肩は左手で行いましょう。

2 髪の中に指を入れ、後頭部を中心に円を描くように圧迫します

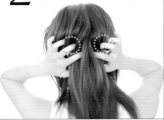

指の腹を使って、円を描くようにしながらもみほぐしていきます。視神経は後頭部に集中しているので、とくに念入りに行いましょう。

3 攅竹と晴明を圧迫します

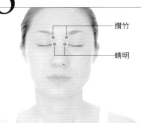

攅竹

晴明

攅竹は両まゆ毛の始まりよりやや外側の浅くくぼんだ部分、晴明は目頭と鼻の間にあります。

■ BLEND RECIPE

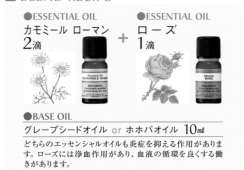

● ESSENTIAL OIL
カモミール ローマン
2滴

＋

● ESSENTIAL OIL
ローズ
1滴

● BASE OIL
グレープシードオイル or ホホバオイル 10㎖

どちらのエッセンシャルオイルも炎症を抑える作用があります。ローズには浄血作用があり、血液の循環を良くする働きがあります。

マッサージオイルの量　　パール1粒くらいの量＝ 💧　　　1円玉くらいの量＝ 💧💧　　　100円玉くらいの量＝ 💧💧💧　　　500円玉くらいの量＝ 💧💧💧💧

カモミール・パック　PRE TREATMENT

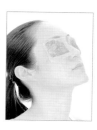

カモミールティーを飲んだあとのティーバッグを使ったアイパックは、目の疲れにおすすめです。お茶を入れたあとの冷めたティーバッグを、5分ほどまぶたの上に置きましょう。

4　こめかみを中指で圧迫します

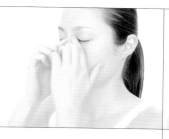

人さし指か中指を使って、ゆっくり3秒間かけて押し、同じく3秒間かけて力を抜きます。

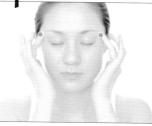

中指をこめかみにあて、円を描くように押します。皮膚の上を滑らせるのではなく、内側を動かすようなイメージで行いましょう。

5　まゆを3ヵ所リフティングします

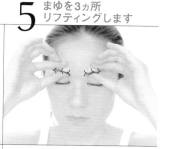

親指と人さし指でまゆをはさみ、まゆ頭・中心・まゆ尻の3ヵ所を持ち上げます。皮膚をつまむのではなく、まゆの下の筋肉を持ち上げるように意識しましょう。

温湿布　AFTER TREATMENT

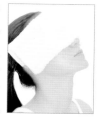

洗面器に熱いお湯を入れ、エッセンシャルオイルを1〜2滴垂らし、よくかき混ぜます。タオルの両端を持ってお湯につけ、やけどしないように絞り、目の上にのせます。マッサージあとは温湿布がおすすめですが、仕事の合間に行うなら、冷水につけた冷湿布がよいでしょう。

＊おすすめのエッセンシャルオイルは94〜95ページ参照

！ ONE POINT ADVICE

目のまわりの血行を良くすることで、疲れの原因になる疲労物質を排出します。筋肉が柔軟になり、視神経の伝達もスムーズになります。また、足裏の人さし指と中指のつけ根には、目の反射区があるので、時間があるときにほぐすようにしましょう。

Chapter 3
HEALTH
EYE STRAIN

053

マークの説明　軽擦法‥‥‥・　強擦法 ➡　揉捏法［もむ方法］)(　揉捏法［ねじる方法］⟷　圧迫法 ●○⠿　叩打法 \/

ペパーミント、ローズマリー

頭痛をやわらげる

HEADACHE

風邪や発熱以外の頭痛の原因は、心身の緊張や目の疲れ、肩こりなどが考えられます。
マッサージしながら筋肉をほぐしていけば、自然と体のこわばりや緊張もほぐれていくでしょう。
目の疲れや肩こりなどが原因の場合は、48ページや52ページを見ながら
合わせてケアするようにしましょう。

MASSAGE OIL

1 肩先から首に向かって、4本の指で強擦します

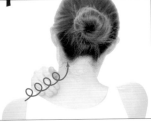

2 髪の中に指を入れ、頭を小さな円を描くように圧迫します

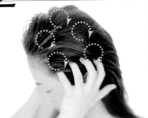

3 こめかみを圧迫します

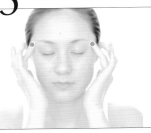

肩先から首に向かって、親指以外の4本の指でらせんを描くようにして強めにさすります。左の肩は右手で右の肩は左手で行いましょう。

親指以外の4本の指の腹を使い、少し力を入れて円を描きながら圧迫していきます。後頭部から頭頂部、耳の上から頭頂部へと移動させていきましょう。

中指をこめかみにあて、円を描くように押します。皮膚の上を滑らせるのではなく、内側を動かすようなイメージで行いましょう。

■ BLEND RECIPE

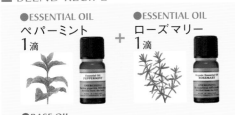

●ESSENTIAL OIL
ペパーミント
1滴
+
●ESSENTIAL OIL
ローズマリー
1滴

●BASE OIL
グレープシードオイル or ホホバオイル 5ml
どちらも血行を促進し、さわやかな香りが気分をスッキリさせます。痛みをやわらげる鎮痛作用もあるので、ティッシュなどに含ませて、香りをかぐのもよいでしょう。

マッサージオイルの量　　パール1粒くらいの量＝◆　　　1円玉くらいの量＝◆◆　　　100円玉くらいの量＝◆◆◆　　　500円玉くらいの量＝◆◆◆◆

ヘアブラッシング　PRE TREATMENT

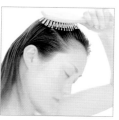

頭皮を刺激するように
ブラッシングして、血
流を良くしましょう。ラ
ベンダーのエッセンシ
ャルオイルを少量ブラ
シの先につけると、動
かすたびにやさしい
香りがして、心までリ
ラックスさせます。

4 天柱と風池を圧迫します

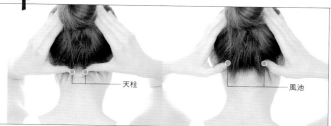

天柱

風池

天柱は首の後ろの太い筋肉の外側で髪の生え際あたり、風池は天柱のやや上の外側の
くぼんだ部分にあります。どちらも親指で頭がい骨を持ち上げるようなイメージで押しましょう。

5 手のひら全体で、首から肩を軽擦します

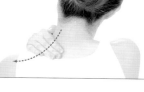

手のひらをぴったり密着させ、首から肩先
に向かって軽くさすります。

後頭部のストレッチ　AFTER TREATMENT

手を頭の後ろで組み、やや前に倒します。そのまま
右を向いて5秒キープ、次は左を向いて5秒キープ。
これを6セット行います。

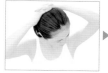　▶　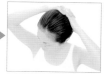

！ ONE POINT ADVICE

頭痛は気の流れの滞りも原
因のひとつ。筋肉をほぐして
いくことで、この気の流れをス
ムーズにします。緊張もやわら
ぎ、だんだん顔色も良くなっ
ていきます。

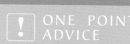

マークの説明　軽擦法-----▶　強擦法 ━▶　揉捏法［もむ方法］)(　揉捏法［ねじる方法］⟺　圧迫法 ●○ ⊙　叩打法 \/

ペパーミント、ベルガモット

胃の不調を軽くする

STOMACH PROBLEM

消化器系は自律神経にコントロールされているため、精神的なストレスによってダメージを
受けてしまいます。過度のストレスがあると、腹部がかたかったり冷たかったりするので
まめに触って体の状態をチェックするのも大切。ゆっくり時間をかけて食べる、
よくかむ、寝る前の食事は控えるなど、食生活の基本も守りましょう。

MASSAGE OIL

1 おなか全体を軽擦しながらオイルを塗布します

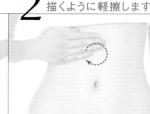

胃（バスト下からおへその上あたり）を中心に、時計回りに大きな円を描きながらオイルをのばします。

2 胃の部分を円を描くように軽擦します

1よりも小さな円で、時計回りに軽くさすります。

3 腸の部分を円を描くように軽擦します

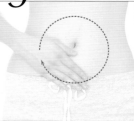

おへそが中心になるように、時計回りに円を描きながら軽くさすります。

■ BLEND RECIPE

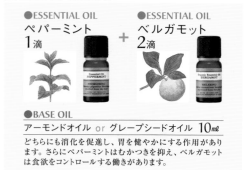

●ESSENTIAL OIL
ペパーミント
1滴

＋

●ESSENTIAL OIL
ベルガモット
2滴

●BASE OIL
アーモンドオイル or グレープシードオイル 10㎖

どちらにも消化を促進し、胃を健やかにする作用があります。さらにペパーミントはむかつきを抑え、ベルガモットは食欲をコントロールする働きがあります。

マッサージオイルの量　　パール1粒くらいの量＝◆　　　1円玉くらいの量＝◆◆　　　100円玉くらいの量＝◆◆◆　　　500円玉くらいの量＝◆◆◆◆

温湿布　PRE TREATMENT

洗面器に熱いお湯を入れ、エッセンシャルオイルを1～2滴垂らし、よくかき混ぜます。タオルの両端を持ってお湯につけ、やけどしないように絞って胃の上にのせます。

その上にラップをのせ、さらに大きめのタオルをかけると、湿布もおなかも冷えなくてよいでしょう。

※おすすめのエッセンシャルオイルは94～95ページ参照

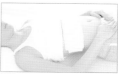

4 おなかを揉捏して、腸を揺らします

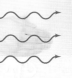
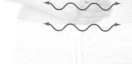

腸のあたりに手のひらをのせ、ゆらゆらと波打たせるように動かし、腸を動かします。

5 みぞおちを円を描くように軽擦します

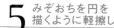

バストのすぐ下のみぞおちを、小さな円を描くように、時計と反対回りに3回さすります。

6 みぞおちに両手を置いて、3回深呼吸します

みぞおちの上に指を重ねるように両手を置き、大きく深呼吸します。

背中の指圧　AFTER TREATMENT

背骨の両脇、ちょうど胃の後ろにあたる部分に親指をあて、ぐっと力を入れます。背中を少し倒して、親指にもたれるようにしましょう。

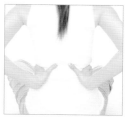

! ONE POINT ADVICE

みぞおちのマッサージを行うことで、緊張がほぐれ、だんだんリラックスしてきます。レモンバームやレモングラス、ペパーミントなど、消化を助けるハーブティーを食後にいただくのもおすすめです。

マークの説明　軽擦法･････▷　強擦法 →　揉捏法［もむ方法］)(　揉捏法［ねじる方法］⟷　圧迫法 ●○ ⋯　叩打法 \/

オレンジ、マジョラムスイート

便秘を解消する

CONSTIPATION

便秘が続くと、体内に老廃物がたまり、肌荒れや体の不調を招いてしまいます。
まめに水を飲む、雑穀ごはんや海藻などで食物繊維をとるなど、食生活から改善し、
できるだけ薬には頼らないようにしたいものです。トイレを我慢するのは、便秘にはいちばん
良くありません。毎朝、トイレに行く時間をキープするのも解決策のひとつです。

1 おなか全体を軽擦しながらオイルを塗布します

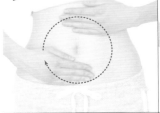

おへそを中心に、時計回りに大きな円を描きながらオイルをのばします。

2 おへそのまわりを円を描くように軽擦します

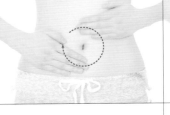

1よりやや小さな円で、時計回りに軽くさすります。

3 小腸の部分を円を描くように軽擦します

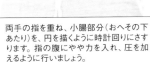

両手の指を重ね、小腸部分（おへその下あたり）を、円を描くように時計回りにさすります。指の腹にやや力を入れ、圧を加えるように行いましょう。

■ BLEND RECIPE

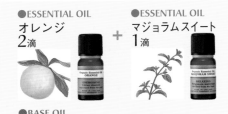

●ESSENTIAL OIL
オレンジ
2滴

＋

●ESSENTIAL OIL
マジョラムスイート
1滴

●BASE OIL
アーモンドオイル or グレープシードオイル **10ml**

オレンジは消化を促進し、マジョラムスイートは緊張をほぐして腸のこわばりを緩める働きがあります。どちらも腸の動きを活発にして、便の排出をサポートしてくれます。

マッサージオイルの量　　パール1粒くらいの量＝◗　　　1円玉くらいの量＝◖◗　　　100円玉くらいの量＝◖◗◗　　　500円玉くらいの量＝◖◗◗◗

温湿布　　　　　　　　　　　PRE TREATMENT

洗面器に熱いお湯を入れ、エッセンシャルオイルを1～2滴垂らし、よくかき混ぜます。タオルの両端を持ってお湯につけ、やけどしないように絞っておなかの上にのせます。その上にラップをのせ、さらに大きめのタオルをかけると、湿布もおなかも冷えません。体の中まで温まって、腸が動きやすくなります。

＊おすすめのエッセンシャルオイルは94～95ページ参照

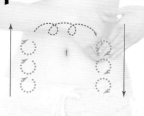

4　大腸の部分を小さな円を描いて圧迫します

両手の指を重ね、大腸部分を小さな円を描いて圧迫していきます。右下からスタートし、左下で終わるように行いましょう。ただし、胃の部分は圧迫せず、らせん状に軽擦します。

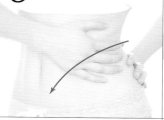

5　脇腹からおへそに向かって強擦します

脇からお肉をかき集めるようにして、おへそまで動かします。骨盤の中に小指が入るようなイメージでおなかの中を動かしましょう。

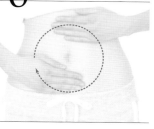

6　1と同様に、おなか全体を軽擦してから終了します

おへそを中心に、時計回りに大きな円を描きながらさすります。

腹式呼吸　　　　　　　　　AFTER TREATMENT

腹式呼吸を行うことで、おなかの筋肉がほぐれて、腸が動きやすくなります。おなかの中にたくさん空気を入れるように意識しながら、ゆっくり大きく深呼吸しましょう。

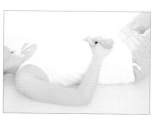

！ ONE POINT ADVICE

おなかの中を動かすことで、今まで停止気味だった腸の動きが活発になってきます。便秘の場合、あおむけになってマッサージすると、かたい部分を感じます。そこにゆっくり圧を加え、ほぐすようにするとよいでしょう。

マークの説明　　軽擦法------　　強擦法 →　　揉捏法［もむ方法］)(　　揉捏法［ねじる方法］⟷　　圧迫法 ● ○ 🔅　　叩打法 \/

ラベンダー、ペパーミント、ユーカリプタス

花粉症を
やわらげる

HAY FEVER

もはや国民病とも言われている花粉症。アレルギーのひとつなので、
規則正しい生活や偏りのない食生活などで免疫力を上げることが大切です。
また、ペパーミントやユーカリプタスのエッセンシャルオイルをティッシュに含ませてマスクの
内側にはさんだり*、ネトルのハーブティーを飲んだり、自然療法もとり入れてみましょう。

＊エッセンシャルオイルが肌に直接つかないように注意しましょう。

MASSAGE OIL

1 顔全体を軽擦しながら オイルを塗布します

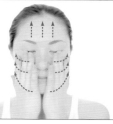

額は下から上に向かって、ほおは小鼻の
横から耳に向かって、あごはあご先から耳
に向かって、軽くなるようにして全体に
のばします。

2 鼻の脇を円を 描くように圧迫します

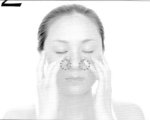

中指を小鼻にあて、円を描くようにくるくる
と動かします。皮膚の上を滑らせるのでは
なく、鼻の内側を動かすように行いましょう。

3 迎香を圧迫します

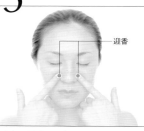

迎香

小鼻の両脇のくぼんだところある迎香を、
中指または人さし指で押します。ゆっくり3
秒間かけて押して、同じく3秒間かけて力
を抜きます。

6 1と同様に、顔全体を 軽擦してから終了します

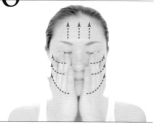

額は下から上に向かって、ほおは小鼻の
横から耳に向かって、あごはあご先から耳
に向かって、軽くさすります。

■ BLEND RECIPE

●ESSENTIAL OIL
ラベンダー
2滴

●BASE OIL
ホホバオイル
10㎖

ラベンダーには、はなをかみすぎて荒れた
皮膚をケアする作用、炎症を抑える作用、
免疫力を上げる作用があり、イライラしが
ちな神経を鎮めます。

マッサージオイルの量　　パール1粒くらいの量＝ ●　　　1円玉くらいの量＝ ●●　　　100円玉くらいの量＝ ●●●　　　500円玉くらいの量＝ ●●●●

フェイシャルスチーム PRE TREATMENT

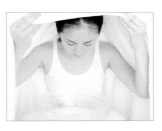

洗面器に熱いお湯をはり、ペパーミントかユーカリプタスのエッセンシャルオイルを2～3滴入れます。湯気が逃げないように頭からすっぽり大きめのタオルをかぶり、深呼吸するように蒸気を鼻から吸います。このとき、かならず目を閉じるようにしましょう。

---

4 攢竹、睛明、印堂を圧迫します

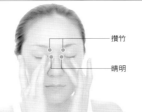

印堂

攢竹

睛明

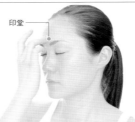

攢竹は両まゆ毛の始まりよりやや外側の浅くくぼんだ部分、睛明は目頭と鼻の間、印堂はまゆ頭とまゆ頭の間にあります。人さし指か中指を使って、ゆっくり3秒間かけて押して、同じく3秒間かけて力を抜きます。

5 ほお骨を圧迫します

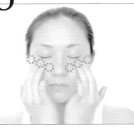

ほお骨のいちばん高い所に、人さし指・中指・薬指を置き、圧をかけながら小さな円を描きます。少しずつ移動して同じ動作を繰り返します。皮膚の上を滑らせるのではなく、内側を動かすようにしましょう。

冷湿布 AFTER TREATMENT

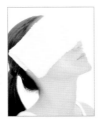

洗面器に冷水を入れ、エッセンシャルオイルを1～2滴垂らし、よくかき混ぜます。タオルを湿らせて目の上にのせます。カモミールのティーバッグを使ったパックも簡単でおすすめです（53ページ参照）。

※おすすめのエッセンシャルオイルは94～95ページ参照

⚠ ONE POINT ADVICE

マッサージとツボ押しで、ずいぶんと鼻通りが良くなります。マッサージを続けることで免疫力が高まり、症状の軽減につながります。日中つらいときは、3と4のツボ押しだけでも実行するとよいでしょう。

マークの説明　軽擦法 ┈┈▶　強擦法 ━▶　揉捏法［もむ方法］)(　揉捏法［ねじる方法］ ⟷　圧迫法 ● ○ ⦂⦂　叩打法 ＼/

ペパーミント、マジョラムスイート

腰痛を軽くする

BACKACHE

長時間の不自然な姿勢、筋肉疲労、運動不足による筋力の衰え、腰痛の原因はさまざまです。
姿勢を良くしようと意識するあまり、のけぞった姿勢になってしまって
腰に負担をかけている場合もあるので注意が必要。また、ストレスから腰痛になる
ケースもあるため、深呼吸して心と体の緊張をほぐすようにしましょう。

MASSAGE
OIL
◦◦◦

1 腰からヒップにかけて軽擦しながらオイルを塗布します

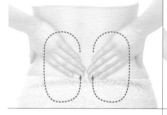

中心から外に向かって、円を描くようにしてオイルをのばします。

2 背骨の脇を圧迫します

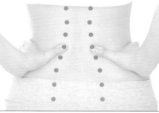

背骨の脇を手の届く範囲で、上から下に向かって移動しながら押していきます。親指でツボを押す要領で、ゆっくり3秒間かけて押し、同じく3秒間かけて力を抜きます。

3 ヒップを叩打します

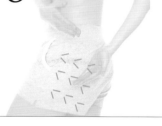

小指側の手の側面を使って、手の届く範囲をまんべんなく叩きます。手首のスナップをきかせ、リズミカルに叩いていきましょう。

■ BLEND RECIPE

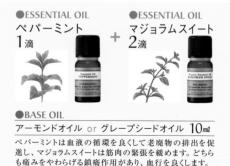

●ESSENTIAL OIL
ペパーミント
1滴

＋

●ESSENTIAL OIL
マジョラムスイート
2滴

●BASE OIL
アーモンドオイル or グレープシードオイル 10㎖

ペパーミントは血液の循環を良くして老廃物の排出を促進し、マジョラムスイートは筋肉の緊張を緩めます。どちらも痛みをやわらげる鎮痛作用があり、血行を良くします。

マッサージオイルの量　パール1粒くらいの量＝◦　1円玉くらいの量＝◦◦　100円玉くらいの量＝◦◦◦　500円玉くらいの量＝◦◦◦◦

半身浴 PRE TREATMENT

マッサージ前に、胸の下まで湯船につかる半身浴でじっくり腰の筋肉を温めてやわらかくしておきましょう。血行を良くする作用のあるエッセンシャルオイルを入れてアロマバスにしたり、バスソルトを使うのもおすすめです。

*アロマバスの方法は90ページ参照、おすすめのエッセンシャルオイルは94〜95ページ参照

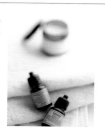

4 ひざから太ももを揉捏します

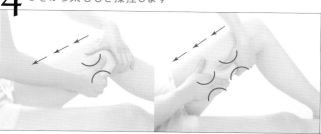

手のひらを密着させ、ひざから太ももに向かって握っては緩める動作を繰り返します。腰の筋肉はひざまでつながっているので、しっかり行いましょう。

5 1と同様に腰からヒップを軽擦して終了します

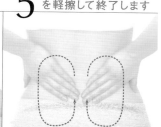

中心から外に向かって、円を描くようにしてさすります。

腰のストレッチ AFTER TREATMENT

両ひざを抱えて腰の筋肉をのばします🅐。次に片ひざを抱え、のばしたほうの足はさらに足先に向かってのばしましょう🅑。毎日続けることで体のゆがみが整ってきます。

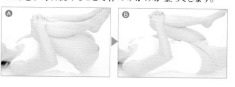

! ONE POINT ADVICE

マッサージやストレッチを行うことで筋肉が柔軟になり、痛みがやわらいできます。左右の腰の筋肉のバランスも整ってきて、腰痛の要因となる骨盤のゆがみも改善されるでしょう。

マークの説明　軽擦法 ----▶　強擦法 ━▶　揉捏法［もむ方法］)(　揉捏法［ねじる方法］ ⟷　圧迫法 ● ○ ⦿　叩打法 \/

オレンジ、ローズマリー

寝起きの悪さを解消する

MORNING TIREDNESS

睡眠が浅かったり、体内時計のリズムが狂ってしまうと、朝スッキリ目覚めにくくなります。
50ページで紹介した不眠改善の方法も参考にしながら、質の良い睡眠を得られるように
しましょう。朝は神経を刺激するローズマリー、夜は鎮静するラベンダーなど、
エッセンシャルオイルを使い分けて、日常生活にとり入れるのも賢い方法です。

1 朝行うとよいマッサージ法を紹介しています
首と肩を軽擦しながらオイルを塗布します

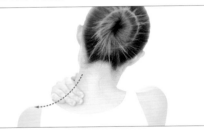

首から肩に向かってオイルをのばしながら軽擦します。左の肩は右手で右の肩は左手で行いましょう。

2 セルライトブラシで首から肩、背中を叩打します

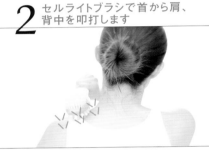

セルライトブラシでリズミカルに叩いていきます。背中は手の届く範囲でOK。肩甲骨など骨は叩かないように注意しましょう。

■ BLEND RECIPE

●ESSENTIAL OIL
オレンジ
1滴

＋

●ESSENTIAL OIL
ローズマリー
1滴

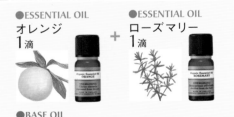

●BASE OIL
グレープシードオイル 5㎖

オレンジは気分を明るくしてやる気を出させるエッセンシャルオイル。ローズマリーは神経を刺激して頭の働きを良くし、血行を良くする作用があります。

マッサージオイルの量　パール1粒くらいの量＝🌢　　1円玉くらいの量＝🌢🌢　　100円玉くらいの量＝🌢🌢🌢　　500円玉くらいの量＝🌢🌢🌢🌢

ラベンダーの芳香浴　PRE TREATMENT

ラベンダーは心も体もリラックスさせるエッセンシャルオイル。ベッドルームに香りをたいて、安眠へと誘いましょう。

＊眠る前に火の始末を忘れないようにしましょう。

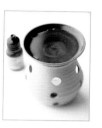

3 髪の中に指を入れ、頭全体を小さな円を描くように圧迫します

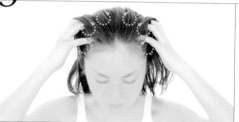

髪の毛の中に指を入れ、指の腹を使って円を描くようにしながらもみほぐしていきます。頭皮の表面を滑らせるのではなく、ぴったり指をつけ、頭皮の下を動かすように意識して行いましょう。

4 セルライトブラシを使い、太ももからヒップにかけて叩打します

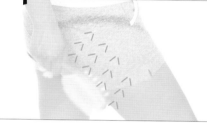

太ももからヒップ、腰のあたりまで、リズミカルにまんべんなく叩きましょう。

ローズマリーの芳香浴　AFTER TREATMENT

朝、シャワーを浴びる前、洗面器にお湯を入れ、ローズマリーのエッセンシャルオイルを2〜3滴垂らし、シャワーを勢いよくかけます。バスルームの中にさわやかな香りが立ちこめて頭がクリアに。シャワーを浴びない場合は、香りをかぐだけでもOKです。

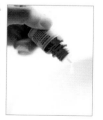

![!] ONE POINT ADVICE

マッサージで筋肉を動かすことで、血行が良くなって体も温まり、頭の働きも活発になってきます。さらに簡単なストレッチを行えば完ぺき。寝る前のマッサージは50〜51ページを参考に行いましょう。

マークの説明　　軽擦法‥‥‥▶　　強擦法 ⟶　　揉捏法［もむ方法］)(　　揉捏法［ねじる方法］ ⟷　　圧迫法 ● ○ ⟠　　叩打法 \ /

生理痛を
やわらげる

カモミール ローマン、マジョラムスイート

PAINFUL
MENSTRUATION

生理痛をやわらげるマッサージは排卵日ごろから始めると、より効果的。2日に1回を目安に行います。腰まわりを冷やさない、チョコレートやコーヒーは控えるなどの生活習慣も大切です。骨盤内の血行を良くする股関節のストレッチもおすすめ（69ページ参照）。
ストレスはホルモンバランスをくずしてしまうので、リラックスタイムを持つようにしましょう。

1 おなかと仙骨まわりを軽擦しながらオイルを塗布します

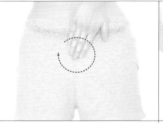

おなかはおへそを中心に、時計回りに大きな円を描きながら下腹部までまんべんなくオイルをのばします。仙骨も同様に円を描きながらのばしていきます。

2 下腹部を、円を描くようにして軽擦します

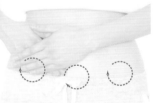

両手を重ね、時計回りに小さな円を描きながら、下腹部を軽くさすります。

6 下腹部と仙骨に手を置き、深呼吸します

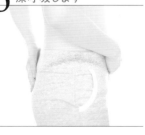

下腹部に右手、仙骨に左手をはさむように置いて、大きく3回深呼吸します。神経が鎮まり、リラックスできます。

■ BLEND RECIPE

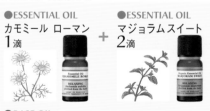

●ESSENTIAL OIL
カモミール ローマン
1滴

＋

●ESSENTIAL OIL
マジョラムスイート
2滴

●BASE OIL
アーモンドオイル or グレープシードオイル **10㎖**

カモミール ローマンは心をリラックスさせ、痛みをやわらげる鎮痛作用があり、マジョラムスイートは体のこわばりを解きほぐします。どちらにも体を温める働きがあります。

マッサージオイルの量　　パール1粒くらいの量＝ ♦　　1円玉くらいの量＝ ♦♦　　100円玉くらいの量＝ ♦♦♦　　500円玉くらいの量＝ ♦♦♦♦

温湿布 PRE TREATMENT

洗面器に熱いお湯を入れ、エッセンシャルオイルを1～2滴垂らし、よくかき混ぜます。タオルの両端を持ってお湯につけ、やけどしないように絞り、下腹部にあてます。その上にラップをのせ、さらにタオルをかけます。

*おすすめのエッセンシャルオイルは94～95ページ参照。実際は直接肌にのせてください。

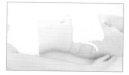

3 仙骨のまわりを、らせんを描くように軽擦します

両手の人さし指・中指・薬指の腹を使って、下から上に向かってらせんを描くようにさすります。

4 下腹部に手をあてます

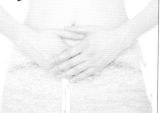

両手を重ねて下腹部にあてます。手の温かさで下腹部を温めましょう。

5 仙骨に手をあてます

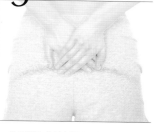

4と同様に仙骨も温めます。生殖器の神経は仙骨から出ているので、下腹部と合わせてケアしましょう。

セルフリフレクソロジー AFTER TREATMENT

くるぶしからかかとにかけてのエリアは、生殖器系の反射区が集中しています。親指を使い、気持ち良い強さでさすりましょう。

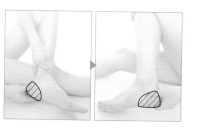

! ONE POINT ADVICE

排卵日ごろからマッサージを行うことで、次の生理痛だけでなく、PMS（月経前緊張症）もやわらげます。女性の体に冷えは禁物。日ごろから、ゆっくりお風呂に入るなどして温めるようにしましょう。

マークの説明　軽擦法 ·····›　強擦法 ➡　揉捏法［もむ方法］)(　揉捏法［ねじる方法］⇔　圧迫法 ● ○ ⟳　叩打法 \/

カモミール ローマン、ゼラニウム

月経前緊張症を
やわらげる

PMS

生理の10日前くらいから始まる、さまざまな変化が月経前緊張症。
頭痛、むくみ、腰痛などの体の変化からイライラや気分の落ち込みなど精神的なものまで、
その症状はさまざまです。女性ホルモンの分泌の変化が原因ですが、ストレスをためない
生活を送ることも大切。その期間は、ゆったりくつろぐ時間を持てるようにしましょう。

1 おなかと仙骨まわりを軽擦しながらオイルを塗布します

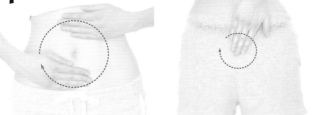

おなかはおへそを中心に、時計回りに大きな円を描きながら下腹部までまんべんなくオイルをのばします。仙骨も同様に円を描きながらのばしていきます。

2 下腹部を、円を描くようにして軽擦します

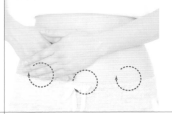

両手を重ね、時計回りに小さな円を描きながら、下腹部を軽くさすります。

■ BLEND RECIPE

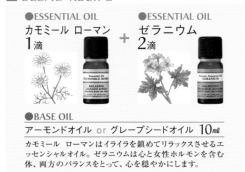

● ESSENTIAL OIL
カモミール ローマン
1滴

＋

● ESSENTIAL OIL
ゼラニウム
2滴

● BASE OIL
アーモンドオイル or グレープシードオイル 10ml

カモミール ローマンはイライラを鎮めてリラックスさせるエッセンシャルオイル。ゼラニウムは心と女性ホルモンを含む体、両方のバランスをとって、心を穏やかにします。

マッサージオイルの量　　パール1粒くらいの量＝💧　　　1円玉くらいの量＝💧💧　　　100円玉くらいの量＝💧💧💧　　　500円玉くらいの量＝💧💧💧💧

ローズの半身浴　PRE TREATMENT

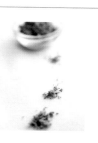

ローズの花弁やハーブを浮かべたロマンチックなお風呂は、それだけで心をなごませます。ローズは気分を穏やかにし、女性としての自信を与える香り。芳香浴などにもとり入れてみましょう。

3 仙骨のまわりを、らせんを描くように軽擦します

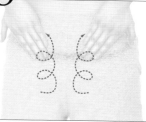

両手の人さし指・中指・薬指の腹を使って、下から上に向かってらせんを描くようにさすります。

4 肩先から首に向かって、4本の指で強擦します

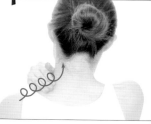

肩先から首に向かって、親指以外の4本の指でらせんを描くようにして強めにさすります。首から肩にかけてのマッサージは緊張をほぐし、リラックスさせます。左の肩は右手で右の肩は左手で行いましょう。

5 手のひら全体で、首から肩を軽擦します

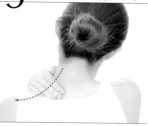

手のひらをぴったり密着させ、首から肩先に向かって軽くさすります。

股関節のストレッチ　AFTER TREATMENT

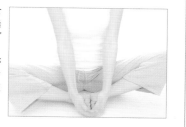

両足裏をつき合わせるようにして座り、無理のない程度にひざを床に近づけましょう。骨盤内の血行が良くなり、PMSだけでなく、生理痛の症状もやわらげます。

! ONE POINT ADVICE

排卵日ごろから毎日、もしくは2日に1回程度マッサージすることで、女性ホルモンのバランスが整い、感情を安定させます。体に触れることで、自分の体をいたわることにもなり、気分が落ち着いてきます。

マークの説明　軽擦法 ----→　強擦法 ―→　揉捏法[もむ方法])(　揉捏法[ねじる方法] ←→　圧迫法 ●○　叩打法 \/

ゼラニウム、ローズ

更年期のトラブルを軽くする

MENOPAUSE

女性なら誰にでもやってくる人生の通過点、それが更年期です。その症状に悩むのではなく、
うまくつき合っていく気持ちも大切です。ストレスケアはもちろん、趣味の時間を持つなど
自分の心と体の両方をケアするようにしましょう。ホルモンバランスを整える作用のある
レディースマントルやローズのハーブティーを飲むのもおすすめです。

1 おなかと仙骨まわりを軽擦しながらオイルを塗布します

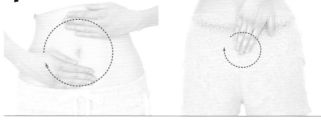

2 仙骨のまわりを、らせんを描くように軽擦します

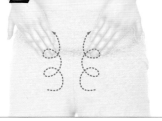

おなかはおへそを中心に、時計回りに大きな円を描きながら下腹部までまんべんなくオイルをのばします。仙骨も同様に円を描きながらのばしていきます。

両手の人さし指・中指・薬指の腹を使って、下から上に向かってらせんを描くようにさすります。

■ BLEND RECIPE

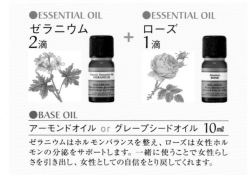

●ESSENTIAL OIL
ゼラニウム
2滴

＋

●ESSENTIAL OIL
ローズ
1滴

●BASE OIL
アーモンドオイル or グレープシードオイル 10㎖

ゼラニウムはホルモンバランスを整え、ローズは女性ホルモンの分泌をサポートします。一緒に使うことで女性らしさを引き出し、女性としての自信をとり戻してくれます。

マッサージオイルの量　　パール1粒くらいの量＝ ●　　　1円玉くらいの量＝ ●●●　　　100円玉くらいの量＝ ●●●●　　　500円玉くらいの量＝ ●●●●●

ハーブ濃縮液 (チェストツリー)を飲む   PRE TREATMENT

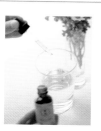

ハーブ濃縮液(72ページ参照)のチェストツリーを水やハーブティーに混ぜて飲みましょう。女性ホルモンのバランスを整えることで、心の落ち着きをとり戻します。マッサージの前だけでなく、毎朝飲むのもおすすめです。

※分量は各説明書に従ってください。

3 下腹部を、円を描くようにして軽擦します

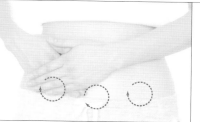

両手を重ね、時計回りに小さな円を描きながら、下腹部を軽くなでます。

4 髪の中に手を入れ、頭全体を 小さな円を描くように圧迫します

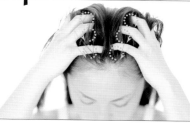

髪の毛の中に指を入れ、指の腹を使って円を描くようにもみほぐしていきます。頭皮の表面を滑らせるのではなく、ぴったり指をつけ、頭皮の下を動かすように意識して行いましょう。

就寝時の芳香浴   AFTER TREATMENT

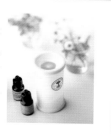

リラックスできる香りのエッセンシャルオイルを、日常生活の中にもとり入れてみましょう。とくに就寝前の芳香浴は、気分を安定させ心地良い眠りへと誘います。そのまま眠っても安全なよう、火を使わないアロマライトがおすすめです。

⚠ ONE POINT ADVICE

自分の体をいたわることは心をいたわること。マッサージすることで自分の体と向き合い、更年期の症状を受け入れてうまくつき合えるようになるでしょう。やさしくゆっくり体をさすることで、心身ともにリラックスしてきます。

マークの説明　軽擦法‥‥‥▸　強擦法 ➞　揉捏法[もむ方法])(　揉捏法[ねじる方法] ⟷　圧迫法 ● ○ ⟲　叩打法 \/

フラワーエッセンスと ハーブについて学びましょう

Flower essences and Herbs

人間は昔から、植物の効能を生活の中にとり入れてきました。
その薬用効果を生かした自然療法のひとつがアロマセラピー。
自然療法にはほかにもいろいろなものがありますが、ここではアロマセラピーと同じように
生活に生かしやすい、フラワーエッセンスとハーブについて説明しましょう。

フラワーエッセンス Flower essences

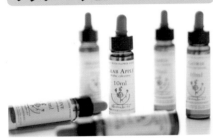

花の持つエネルギーを
体内にとり入れることで、心を癒します

　人に個性があるように、植物にもさまざまな個性があります。その植物の特徴を理解し、自分が今、どの植物を必要としているのかを知り、その植物のメッセージが詰まったエッセンスを飲むことで、心を癒す。それがフラワーエッセンスです。成分が心身に作用するのではなく、植物のエネルギーがマイナスの感情に働きかけるという点が、エッセンシャルオイルとは大きく違います。

　このフラワーエッセンスを考案したのは、英国の医師エドワード・バッチ博士。人の健康状態は心理状態に大きく左右されること、花に心身をリラックスさせる力があることに着目し、38種類のフラワーエッセンスを完成させました。フラワーエッセンスは特殊な方法で作られる液体。エッセンシャルオイルのように小さな瓶に入っていますが、こちらは飲用するものです。通常、水やハーブティーに混ぜて飲みます。

ハーブ Herbs

植物の薬用効果を、
症状の改善に役立てる療法です

　今日のような医薬品がつくられる以前は、自然界に生息する植物の中から、さまざまな症状に有効な薬用効果を持つ植物（ハーブ）を探しあて、煎じ、抽出して、ごく自然に薬として使ってきました。ストレスやアレルギーなど、かつては見られなかった症状が多い現代、副作用など体に負担をかけることの少ないこのハーブが、安全で効果的な自然薬として、見直されています。

　ハーブは、ハーブティーとしてとるのが、もっともポピュラーな方法。料理に使う方法もあります。最近では、ハーブをアルコールと水を使って抽出した「ハーブ濃縮液」という、手軽に摂取できるものもあります。

　同じ植物の水溶性の成分を利用したのがハーブティー、油溶性の成分を利用したのがエッセンシャルオイル。その両方の成分をとることで効果はさらにアップします。

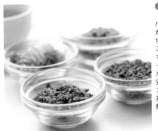

**●ハーブティー
のいれ方**
ハーブをポットに入れ、熱湯を注いで約10分間そのままにし、こしてください。使用するハーブの量によって濃さは調節してください。一般的な目安として、ティースプーン1〜2杯のハーブに対して、カップ1杯の熱湯を使いましょう。

HEALING

癒 さ れ る マ ッ サ ー ジ

心と体は密接につながっています。体調のくずれ
は気分を沈め、ストレスは体調をくずすことに。そ
うならないために、心地良い香りのマッサージで
心も体もケアしましょう。さらにマッサージはコミ
ュニケーションツールにもなります。パートナーや
子供と触れ合いながら、お互いに癒されましょう。

ラベンダー、ローズ

リラックスする

RELAX

なかなかリラックスする時間がもてない、それが続くとストレスを上手にコントロールできなくなり、
体の不調を招いてしまいます。頭を使う仕事の人は軽い運動やストレッチで体を動かす、
体力を使う仕事の人はパズルなどで頭脳を働かせるなど、
短い時間で気分転換し、リラックスできる方法を見つけるようにしましょう。

MASSAGE
OIL

1 手首から肩に向かって、軽擦します

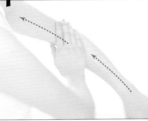

手首からひじ、ひじから肩に向かって、軽くなでるようにオイルをのばしながらさすります。

2 手の指を強擦します

指のつけ根から指先に向かって、らせんを描くようしながら、親指の腹で強めにさすります。

手の指をねじりながら指先に向かって引っぱります

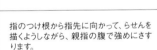

指を反対の手で包むようにつけ根からしっかり持ち、ひねりながら指先に向かって引っぱります。

4 足の指の間に手の指を入れて広げます

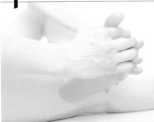

足の指と手の指を交差させるようにして組み、指と指の間を広げます。足は体全体の反射区が集中している部位。ここを広げることで、体の緊張がほぐれていきます。

5 みぞおちを円を描くように軽擦します

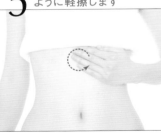

バストのすぐ下のみぞおちを、小さな円を描くように、時計と反対回りに3回さすります。みぞおちは、神経の束が通っているところ。反時計回りにさすることで、神経の緊張がほぐれます。

マッサージオイルの量　パール1粒くらいの量＝ ◆　　1円玉くらいの量＝ ◆◆　　100円玉くらいの量＝ ◆◆◆　　500円玉くらいの量＝ ◆◆◆◆

■ BLEND RECIPE

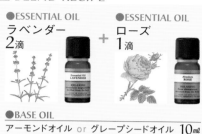

● ESSENTIAL OIL
**ラベンダー
2滴**

＋

● ESSENTIAL OIL
**ローズ
1滴**

● BASE OIL
アーモンドオイル or グレープシードオイル 10㎖

どちらもイライラを鎮めてリラックスさせるエッセンシャルオイル。さらに、ラベンダーは乱れた体のリズムを整え、ローズは副交感神経の働きを優位にします。

アロマバス　　PRE TREATMENT

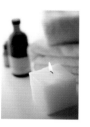

リラックスさせる香りを使ったアロマバスは、心身の緊張をほぐしてくれます。全身浴より胸の下まで湯船につかる半身浴のほうが、ゆったり長時間入れてベター。照明を落としてキャンドルをともすなど、より癒されるムードをつくりましょう。

＊アロマバスの方法は90ページ参照、おすすめのエッセンシャルオイルは94〜95ページ参照

指先を圧迫して抜きます

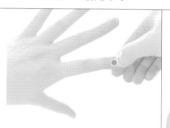

爪の根元を圧迫して抜きます。この一連の流れを親指から始め、小指まで1本ずつていねいに行います。

3 首から肩に向かって、ストレッチしながら軽擦します

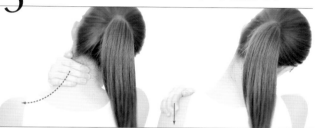

頭を斜め前に倒すようにして、首の筋肉をのばしながら首から肩に向かってさすります。最後に肩先を下に押さえて、ストレッチします。緊張が続くと首や肩がこるので、しっかりほぐしましょう。左の肩は右手で、右の肩は左手で行いましょう。

腹式呼吸　　AFTER TREATMENT

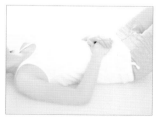

緊張が続くと呼吸が浅く速くなってしまうため、ゆっくり腹式呼吸を行いましょう。日常生活の中でも、ゆっくり呼吸したり、ゆっくり話すよう意識することで副交感神経が優位になり、緊張がほぐれます。

! ONE POINT ADVICE

オイルの香りをかぎながら肌に触れることで、五感が休まり、心も穏やかになっていきます。信頼できるパートナーやプロのアロマセラピストなど、人の手でマッサージしてもらうと、より効果的です。

Chapter 4
HEALING
RELAX

075

マークの説明　軽擦法----・　強擦法　→　揉捏法［もむ方法］）（　揉捏法［ねじる方法］↔　圧迫法 ●○ 叩打法 ＼／

ベルガモット、ネロリ

元気をとり戻す

ENERGIZE

心身が疲れてエネルギーが枯渇すると、やる気がなくなり、気分も落ち込んでしまいます。
そんなときは、公園を散歩するなど自然と触れ合ってエネルギーを充電しましょう。
元気がなくなると、肩が落ちて背中が丸くなりうつむき加減に。すると呼吸が浅くなって
体もだるくなります。パワーダウンしてきたら意識して胸をはり、深呼吸してみましょう。

1 首と肩を軽擦しながら
オイルを塗布します

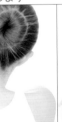

首から肩に向かってオイルをのばします。
左の肩は右手で、右の肩は左手で行い
ましょう。

2 フラワーエッセンスを加え、
頭を円を描くように軽擦します

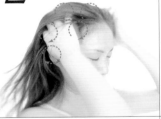

オイルを足さず、フラワーエッセンス（72ページ参照）を
4滴加え、手のひらになじませます。指を髪の中に入
れ、少し力を入れてさすっていきます。後頭部から頭
頂部、耳の上から頭頂部へと移動させていきましょう。

3 指を曲げて、頭をかく
ようにして軽擦します

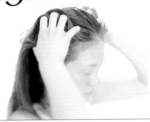

5本の指の腹を頭皮にあて、小刻みに指を
動かし、頭全体をまんべんなくかくようにし
ながらさすります。頭部の血行を良くするこ
とで、酸素が行き渡り、やる気を高めます。

6 5から指幅4本分額側の百会を強擦します

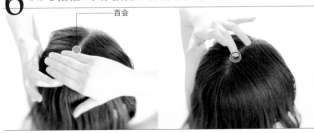

百会のツボを刺激することでストレスをやわらげます。
5と同様に中指を使い、500円玉の大きさくらいの範囲をこすりましょう。

7 6から後頭部に向かった部分
にあるでっぱりを強擦します

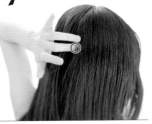

6から後頭部に向かって移動したところ
に、でっぱりがあります。そこを、6同様に
中指を使い、500円玉の大きさくらいの範
囲をこすりましょう。

マッサージオイルの量　　パール1粒くらいの量＝💧　　1円玉くらいの量＝💧💧　　100円玉くらいの量＝💧💧💧　　500円玉くらいの量＝💧💧💧💧

■ BLEND RECIPE

●ESSENTIAL OIL
ベルガモット
2滴

+

●ESSENTIAL OIL
ネロリ
1滴

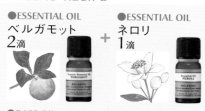

●BASE OIL
アーモンドオイル or グレープシードオイル 10㎖

同じミカン科の実から抽出したのがベルガモットで、花から抽出したのがネロリです。どちらも気持ちを前向きにして、パワーを与えてくれます。

アロマバス　　　　　PRE TREATMENT

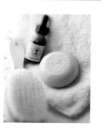

エネルギーを充電させるエッセンシャルオイルやフラワーエッセンス（72ページ参照）を浴槽に混ぜてお風呂に入りましょう。香りによる効果と花のもつ癒しのエネルギーによって心身のバランスが整います。

＊アロマバスの方法は90ページ参照、おすすめのエッセンシャルオイルは94〜95ページ参照

---

4 頭全体を
タッピングします

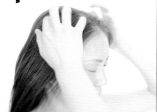

タッピングとは、キーボードをブラインドタッチするようにして、指を交互に使い軽く叩くこと。リズミカルに頭全体をまんべんなく行いましょう。

5 頭頂部分を強擦します

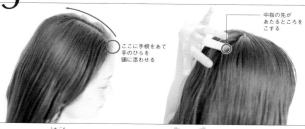

ここに手根をあて手のひらを頭に添わせる

中指の先があたるところをこする

手根

額の生え際に手根をあて、手のひらを頭に添わせて中指の先があたるところをこすります。500円玉の大きさくらいの範囲を行いましょう。

肩のストレッチ　　　　　AFTER TREATMENT

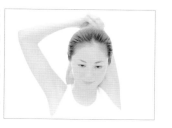

両腕を頭の後ろにもっていき、ひじをつかんで上腕の筋肉をのばします。肩甲骨を動かして、胸をはることで呼吸が深くなり、気分も前向きになります。

！ ONE POINT ADVICE

頭全体をまんべんなく刺激することで、血行やエネルギーの通りが良くなります。心身のバランスがとれるようになり、だんだんと活力も高まってくるでしょう。

マークの説明　軽擦法 -----　強擦法 ➝　揉捏法［もむ方法］)（　揉捏法［ねじる方法］⟷　圧迫法 ●○ ⦿　叩打法 \/

ジャスミン、ローズ

愛を深める

LOVE

人の手で触れられることで、人は癒されます。マッサージは自然とスキンシップができるうえ、
リラックスした中で会話ができるため、コミュニケーションツールとして大いに活用できます。
照明を落としてキャンドルをともしたり、好きな音楽を流したり、
ロマンチックなムードを演出して、ふたりの時間を楽しみましょう。

1　背中を軽擦し、両手で大きく揺らします

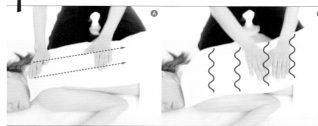

MASSAGE
OIL

2　背中を軽擦します

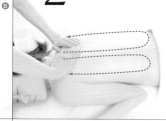

背中にタオルを掛け、片手を背中上部に置いたまま、もう片方の手で背中上部から腰までさすりますⒶ。次に両手で大きく揺らしⒷ、体の緊張をほぐしていきます。

手のひらにオイルをとって両手でなじませてから、肩からスタートし、大きく手を動かしながらなでるようにさすります。

5　額を軽擦します

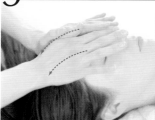

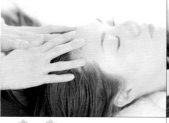

まゆ毛に手根をあて、手のひら全体を額にあてるようにしてさすり、髪の生え際にきたら力を抜きます。

手根

6　髪をすくようにして頭を軽擦します

額の髪の生え際から頭頂に向かって手を移動し、髪をすくようにして頭を軽くさすります。

マッサージオイルの量　　パール1粒くらいの量＝◆　　1円玉くらいの量＝◆◆　　100円玉くらいの量＝◆◆◆　　500円玉くらいの量＝◆◆◆◆

■ BLEND RECIPE

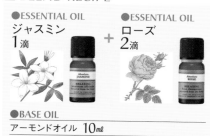

●ESSENTIAL OIL
ジャスミン
1滴

+

●ESSENTIAL OIL
ローズ
2滴

●BASE OIL
アーモンドオイル 10㎖

ジャスミンにはセクシーな気分を盛り上げる催淫作用があり、ローズは女性らしさを高め、自信を与えます。花の甘い香りがロマンチックなムードを高めます。

ムードのある演出　PRE TREATMENT

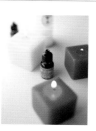

ふたりでマッサージを楽しむときは演出も不可欠。キャンドルをいくつかともせば、いつもの部屋もムーディに変身です。催淫効果のあるジャスミンをたいた芳香浴もおすすめ。そのまま眠っても安全なように、炎を使わないアロマライトがおすすめです。

3 背中を肩から腰に向かって軽擦します

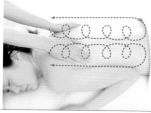

肩から腰に向かって、らせんを描くようにしながらさすり、また肩に戻ります。

4 顔をあごからこめかみに向かって軽擦します

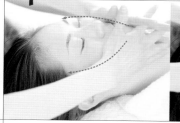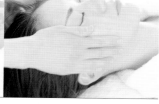

両手をあごで交差させるように置き、ほお、こめかみへと、なで上げるようにさすっていきます。中指がこめかみを通るように手を動かしましょう。

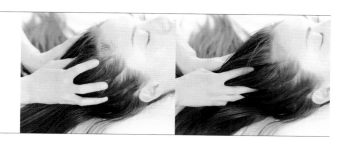

! ONE POINT ADVICE

ゆったりした時間の中マッサージすることで心も体もほぐれます。触れ合うことで相手の体をいたわり、ひいては心をいたわることにつながっていき、愛も深まっていくでしょう。

マークの説明　軽擦法 ----→　強擦法 ━━▶　揉捏法［もむ方法］)(　揉捏法［ねじる方法］⟷　圧迫法 ● ○ ⌗　叩打法 \/

妊娠中の
マッサージ

オレンジ、ネロリ

PREGNANCY

妊娠中のマッサージは不安定になりがちな気持ちを落ち着かせるだけでなく、
おなかの赤ちゃんとの会話にもなります。おなかがかなり大きくなる9ヵ月から臨月は、
手が届かなくなるのでパートナーの手を借りましょう。
マッサージは妊娠安定期に入り、医師に相談してからスタートするようにしてください。

◎妊娠中におすすめのエッセンシャルオイル／オリバナム（フランキンセンス）、オレンジ、ネロリ、パチュリー、マンダリン
✕妊娠中は使えないエッセンシャルオイル／バジル、タイム

＊一般的な種類のみを紹介しています。ほかにも妊娠中に使用不可のものがありますので、購入するときに確認しましょう。

MASSAGE OIL ♦♦♦

1 おなか全体にオイルを塗布します

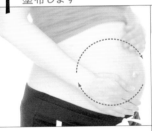

おへそを中心に、時計回りに大きな円を描きながらオイルをのばします。子宮はかなり下にあるので、まべんなく塗りましょう。

2 おへそのまわりを円を描くように軽擦します

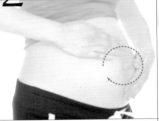

1よりも小さな円で、時計回りに軽くさすります。

3 おへそを中心に下から上へ軽擦します

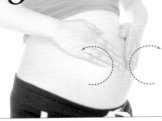

下腹部からバスト下に向かって、両手でなで上げるようにしてさすります。

■ BLEND RECIPE

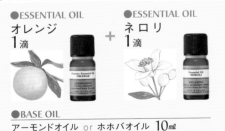

●ESSENTIAL OIL
オレンジ
1滴

＋

●ESSENTIAL OIL
ネロリ
1滴

●BASE OIL
アーモンドオイル or ホホバオイル **10㎖**

オレンジは消化を促進して便秘を予防し、ネロリは細胞成長促進作用があるので妊娠線の予防に役立ちます。どちらも気分を明るくさせるエッセンシャルオイルです。

マッサージオイルの量　パール1粒くらいの量＝♦　1円玉くらいの量＝♦♦　100円玉くらいの量＝♦♦♦　500円玉くらいの量＝♦♦♦♦

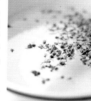

カモミールのエッセンシャル
オイルを浴槽に入れ、ゆっ
たりリラックスできるアロマバ
スで入浴しましょう。ハーブ
を使う場合は、ティーバッグ
に入れて使うと、後始末が
簡単です。

＊アロマバスの方法は90ページ参照

4 両手を重ね、8の字を描くようにさすります

5 下腹部に両手をあて、大きく3回深呼吸します

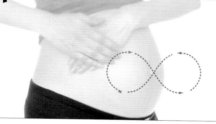

両手のひらを重ね、おへそを中心に8の字にさすります。

カモミールティー   AFTER TREATMENT

マッサージ後はカモミール
ティーを飲んで、ゆったりく
つろぎましょう。ほかには、
鉄分補給するネトル、ビタミ
ンCたっぷりのハイビスカス
のハーブティーなどがおす
すめです。

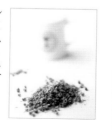

⚠ ONE POINT ADVICE

できれば毎日、定期的に行う
ことをおすすめします。気分
が落ち着くのはもちろん、妊
娠線の予防にも効果的。妊
娠中にありがちな、腹部のか
ゆみも収まってくるはずです。

マークの説明　　軽擦法 -----> 　強擦法 ——> 　揉捏法［もむ方法］)(　揉捏法［ねじる方法］<—> 　圧迫法 ● ○ ⦂ 　叩打法 \/

ベビーマッサージ | BABY

ベビーマッサージは親子のスキンシップをはかる、とても大切な時間。赤ちゃんの気持ちを
落ち着かせるだけでなく、そのやわらかな肌に触れることで親は幸せを感じ、
ヒーリングとなります。体に触れて子供の成長を確認するのはもちろん、最大の愛情表現として
マッサージを楽しみましょう。＊ベビーマッサージは生後すぐの赤ちゃんにも行えます。

MASSAGE OIL

1 足のつけ根から足の後ろ側を軽擦します

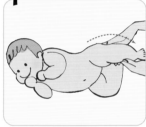

足のつけ根から始め、右手で赤ちゃんの左足を包み込むようにして、足の後ろ側をやさしくさすりながら、下になでおろします。数回これを繰り返します。同様に反対の足も行いましょう。

2 足の裏を円を描くように軽擦します

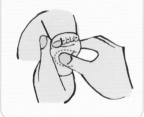

左手で赤ちゃんの右の足首あたりを支えます。右手の親指と人さし指で赤ちゃんの足をはさみ、親指を使って足の裏を小さな円を描くようにさすります。同様に反対の足も行いましょう。

3 お尻を時計回りと反時計回りに軽擦します

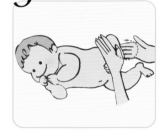

左のお尻を持ち上げて、やさしく足をおなかのほうに曲げます。左手で赤ちゃんの左足を支えながら、右手でお尻を反時計回りになでます。反対側も同様に行い、今度は時計回りでなでます。そのあと、足のつけ根から足先に向かってやさしくなでましょう。

7 背中と肩を軽擦し、次に腕と手を軽擦します

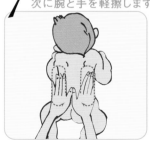

うつ伏せにしてお尻の上に手を置き、指を滑らせるように肩のつけ根までなでます。脇を通って、始めた位置まで手を滑らせて戻します。これを数回繰り返します。次に赤ちゃんの両肩に手を置き、腕と手を軽擦します。

8 足を軽擦しながら、軽くストレッチします

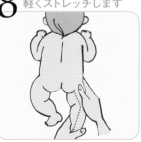

やさしくなでながら、それぞれの足を下に軽く引っぱります。これを数回繰り返します。両手を使って、やさしく肩から足までなで下ろします。これも数回繰り返しましょう。

マッサージオイルの量　　パール1粒くらいの量＝◗　　1円玉くらいの量＝◗◗　　100円玉くらいの量＝◗◗◗　　500円玉くらいの量＝◗◗◗◗

■ MASSAGE OIL

アーモンドオイル or ホホバオイル　10㎖

ベビーマッサージは、ベースオイルのみを使って行います。

準備すること　　　　　　　　BEFORE

手を入念に洗ったあと、マッサージオイルを手にとって、手のひらでなじませながら温めます。マッサージ中もオイルをつける前には、常に手で温めてから使ってください。赤ちゃんの体温が下がらないよう、部屋も温めてからスタートしましょう。芳香浴を行うなら、カモミール ローマンやラベンダーがおすすめです。

4 おなかを時計回りに軽擦します

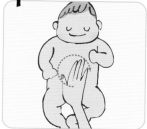

右手の指、または手のひらを使って、時計回りにおなかのまわりをやさしくなでます。強く押さないように気をつけ、やさしくリズミカルに、おなかの筋肉をやわらげるように行いましょう。

5 おなかから肩、脇の下へと軽擦します

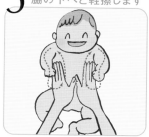

おなかの上に手を置き、おなかから肩までやさしくなでます。次に手に力が入りすぎないように気をつけながら、肩の上を回るように指を滑らせ、脇の下まで戻します。この動きを数回繰り返しましょう。

6 肩から腕を軽擦しながら、ストレッチします

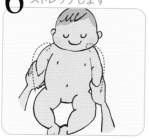

左右の手を両肩に置き、首、再び肩を通って腕、手へとマッサージします。次に赤ちゃんの両手を合わせて叩くようにして、それから腕を開きます。

マッサージ後に行うこと　　AFTER TREATMENT

温かいタオルで赤ちゃんを包み、抱きしめてあげてください。マッサージ後は母乳や白湯、またはリンデンやカモミールなどのハーブティーをたっぷり飲ませてあげましょう。

⚠ ONE POINT ADVICE

ここでは順序を追って説明していますが、順序はあまり気にせず、できる部位から行ってOK。赤ちゃんがいやがったら無理をせず、一緒に楽しむような気持ちで行いましょう。

マークの説明　　軽擦法 ----→　強擦法 ⟶　揉捏法[もむ方法])(　揉捏法[ねじる方法] ⟷　圧迫法 ●○ ⋯　叩打法 \/

アロマセラピストの
仕事を紹介しましょう

The aromatherapist's work

アロマセラピストとはその知識や技術を生かし、一般の人々にアロマセラピーを提供する仕事。
しかし、アロマセラピストはエッセンシャルオイルや香りについて知っているだけでなく、
体の仕組みや病気のことなど、幅広い知識が必要とされるプロフェッショナルです。

アロマセラピストになるために勉強すること

■生理解剖学
　筋、骨格系・呼吸器系・感覚器系など、アロマセラピストとして欠かせない人間の体の仕組み全体。
■アロマセラピー理論
■ボディトリートメント理論
　効果、手技、注意などトリートメントを行うための基礎。
■コンサルテーション理論
　その目的や記入方法。
＊コンサルテーションとはトリートメントの前に行う問診のようなものです。
■心理学
　心理用語とその知識、コンサルテーションで心理学を生かすテクニック。
■衛生学
　衛生管理の知識全般。
■化学　■栄養学　■ビジネス論、他

以上のようなことを学び、多くの実践を繰り返して、初めてアロマセラピストとしてのスタートラインに立てます。

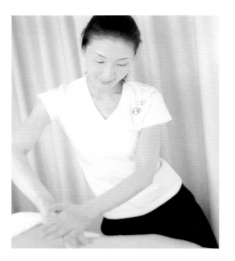

アロマセラピストの資格

アロマセラピーに関するすべての資格は、日本では民間資格なので、仕事をするうえでどうしても必要という性質のものではありません。しかし、自分の知識を客観的に判断できる、勉強の励みになる、周囲からの信頼が高まるなどメリットが多いのも事実です。私はIFAプロフェッショナルアロマセラピストの資格を取得していますが、この資格を取得することは、国際的に通用するアロマセラピストであるという証明になります。

●IFAとは…
正式名称：International Federation of Aromatherapists（国際アロマセラピスト連盟）
1985年に英国で設立された、世界で最も大きなアロマセラピストの団体。アロマセラピーとその施術を行うアロマセラピストを、広く一般社会に認知していく活動を行っています。

アロマセラピストを目指す方へのアドバイス

**アロマセラピストとクライアント、
お互いの呼吸が合ってこそ改善へと向かいます**

アロマセラピストとは、体にまつわるさまざまな知識と、トリートメントやコンサルテーションの技術にくわえ、おもてなしをするというホスピタリティも必要とされる接客業です。そしてクライアント（お客様）からの要望をいかにかなえ、満足してもらえるかがとても大切で、また、それが励みにもなるのです。クライアントからの要望をしっかり理解し、言葉以外の仕草や態度から症状をくみとる技術もアロマセラピストには不可欠です。アロマセラピーはどちらかの一方通行では成立しません。クライアントとアロマセラピストが信頼し合い、お互いの呼吸がピッタリと合ってこそ、いいセッションとなり、改善へと向かうことができるのです。

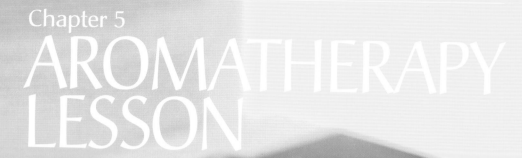

Chapter 5
AROMATHERAPY LESSON

アロマセラピーレッスン

「アロマセラピーのことをもっと知りたい」そんな人のために、その基本をまとめました。
エッセンシャルオイルは香りを楽しむ以外にも、さまざまな効果を秘めています。
マッサージ以外にも生活にとり入れて、もっと豊かで楽しい日々を送りましょう。

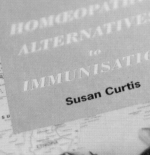

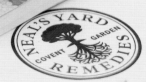

Lesson 1 | エッセンシャルオイルと 体のメカニズム

アロマセラピーとは、エッセンシャルオイルを使って体や心のバランスを整える、
自然療法のひとつ。その「香り」や「成分」はどのようにして、
体や心に作用していくのか学びましょう。

嗅覚からの吸収

鼻に入った香りの分子が、 電気信号のように脳へ伝わります

　いちばんベーシックな「香り」を感じるルートが、この嗅覚からの吸収になります。エッセンシャルオイルの香りの分子が鼻孔から入り、鼻の奥にある嗅上皮の粘膜に溶けます。それが嗅毛と呼ばれる部分に触れることで、嗅細胞を興奮させることになり、電気信号のように脳（大脳辺縁系）へ直接伝達されます。

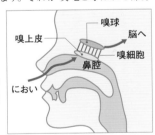

脳にはそれぞれ役割があり、 大脳辺縁系は感情を支配します

　人間の脳の最も大きな部分を占めるのが大脳。その大脳は新皮質と旧皮質に分けられ、旧皮質は大脳辺縁系といいます。新皮質は「新しい脳」と呼ばれる部分で、思考や意志、言語など知的な活動

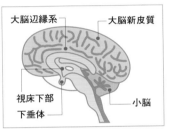

を支配しています。一方、大脳辺縁系（旧皮質）は「古い脳」と呼ばれ、食欲など本能的な行動に関わるほか「快・不快」「恐怖」「怒り」などの感情も支配しています。

　大脳の下にある小脳は、身体運動や平衡感覚を支配していて、脳幹には生命維持のための機能が集まっています。そして視床下部には体温調節や血圧調節、消化調節などの中枢があり、その視床下部に付随する下垂体という器官は、ホルモンの分泌を支配しています。

五感のうち、嗅覚だけがダイレクト に大脳辺縁系に伝わります

　外からの情報を脳へ伝える「嗅覚・触覚・視覚・味覚・聴覚」の五感のうち、大脳辺縁系へストレートに伝わるのは嗅覚だけ。あとの4つはすべて新皮質を経由します。例えば子犬を見たという

状況を例にしましょう。その伝達の順は視覚が
「見た」という情報を新皮質に伝えて「子犬」だと
判断します。そして、その視覚情報が大脳辺縁
系へ伝わり「可愛い」などの感情が生まれます。
　しかし、嗅覚はそういった課程を経ないで、ダイ
レクトに感情につながる感覚ということ。香りの情
報が大脳辺縁系に伝わることで感情が生まれ、
すぐに視床下部に伝わります。つまり、いい香りや
好きな香りをかぐと、頭で考えるより先に、いい気
分になったり、元気が出たり、リラックスしたりする
というわけです。

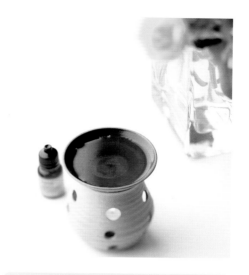

呼吸器からの吸収

鼻で吸収された成分が、気管、肺へと通り、血液に吸収されます

　エッセンシャルオイルの香りを吸入すると、その
成分が嗅覚からの吸収と同時に、呼吸器系から
も吸収されます。
　香りを鼻からかぐことで、成分が鼻腔から少し
吸収され、気管、気管支を通って肺に入ります。
そして、肺胞と呼ばれるところで行われるガス交
換によって血液に吸収されて、全身に運ばれます。

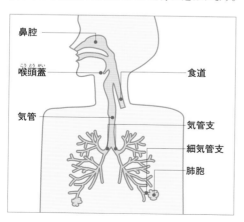

鼻腔
喉頭蓋（こうとうがい）
気管
食道
気管支
細気管支
肺胞

皮膚からの吸収

皮膚から浸透した成分は、毛細血管やリンパ管に入って全身に行き渡ります

　エッセンシャルオイルをアロマセラピーマッサージ
やアロマバスなどに利用する場合は、皮膚からも体
内に成分をとり入れることができます。
　人の皮膚の表面には、皮脂の膜や角質層が
あって、よけいな物質が体内へ入るのを防いでい
ます。しかし、エッセンシャルオイルはとても小さな
分子構造をしているため、皮膚から内部へ浸透
することができるのです。また毛穴や汗腺からも
浸透します。
　皮膚から浸透した成分は、毛細血管やリンパ
管に入って全身へ運ばれていきます。マッサージ
することで、血行やリンパの流れが良くなると、体
内の老廃物を排出しやすくなるうえ、エッセンシャ
ルオイルの浸透も良くなるということです。

消化器官からの吸収

フランスなどでは医師の処方のもと、エッセンシャルオイルを飲用して胃
腸から吸収するという手法もとられています。しかし、これは危険を伴うた
め、専門知識を持った医師の指示以外では、絶対に行わないでください。

Lesson 2 | アロマセラピーの発展

人間と植物、その香りとのかかわりは、紀元前にまでさかのぼると考えられています。自然の恵みを生活に役立てる自然療法の中で、アロマセラピーは生まれました。その発展の過程をたどりながら、アロマセラピーを理解しましょう。

アロマセラピーの誕生

1928年にアロマセラピーという言葉が誕生して以降、学者達がその活用法を研究し発表します

　アロマセラピーという言葉が誕生したのは、1928年。フランス人の化学者ルネ・モーリス・ガットフォセによる造語として生まれました。ある日、ガットフォセは研究中にやけどを負い、近くにあったラベンダーオイルに手を浸したところ、数日のうちに治癒したそうです。それに関心を持った彼はエッセンシャルオイルを医学的に用いる研究に着手し「Aromatherapie（アロマテラピー）」（フランス語読み）という言葉を生み出したのです。

　それ以降、アロマセラピーを研究する学者が続出。中でも大きな業績を残したのがフランス人医師ジャン・バルネです。軍医だった彼は、エッセンシャルオイルを使用した薬を負傷した兵士の治療に使い、その体験と研究成果を本にしました。

　またイギリスではマルグリット・モーリー夫人という生化学者が活躍。モーリー夫人はエッセンシャルオイルをベースオイルに希釈してマッサージすることの効果を、理論と実践の両面から紹介し、アロマセラピーにホリスティック（全体的）という意味を与えました。

アロマセラピーの今後

自分の健康に積極的にかかわる方法のひとつがアロマセラピーです

　ストレスの多い現代、それが原因で生活習慣病や心身症は増加し、西洋医学的には原因のはっきりしない体の不調を感じる人も少なくありません。そんな中、第三者に自分の体をゆだねるのではなく「自分の責任で自分自身の健康に積極的にかかわる」という流れが起きています。そしてその流れの中で大きな役割を果たすのが、アロマセラピーなのです。

　最近では、自然治癒力を高めるアロマセラピーを代替・補完医療のひとつとしてとり入れる病院も増えてきています。今後は「心身ともに健康になる」という考えのもと、アロマセラピーが活躍する場面がもっと増えるかもしれません。

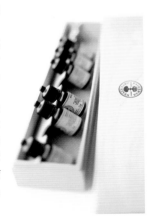

Lesson 3　エッセンシャルオイル の抽出法

エッセンシャルオイルは、原料となる植物の特徴によって
その抽出法が変わってきます。
ここでは、現在おもに使われている3つの抽出法について紹介しましょう。

水蒸気蒸留法

**植物を水蒸気で蒸して、
その成分をとり出す方法です**

　もっともポピュラーに使われている抽出法です。まず、原料になる植物を窯に入れ、水蒸気を通して植物からエッセンシャルオイルを放出させます。気化したオイルは水蒸気とともに冷却水で冷やされて液体となり、別の容器の中で自然に分離します。比重の軽いオイルと比重の重いフローラルウオーター（＊）の2層に分かれ、上部のオイルをとり出してろ過すると、エッセンシャルオイルの完成です。

＊フローラルウオーター…芳香成分の一部が溶けた芳香蒸留水で、スキンケアなどに利用されます。アロマセラピーショップなどで購入できます。

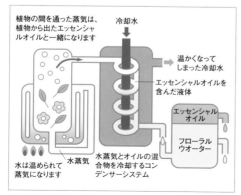

植物の間を通った蒸気は、植物から出たエッセンシャルオイルと一緒になります

冷却水

温かくなってしまった冷却水

エッセンシャルオイルを含んだ液体

エッセンシャルオイル

フローラルウオーター

水は温められて蒸気になります

水蒸気

水蒸気とオイルの混合物を冷却するコンデンサーシステム

■**水蒸気蒸留法で抽出されるエッセンシャルオイル**
ゼラニウム、ペパーミント、ラベンダー、ローズマリーなど

圧搾法

果実の果皮を搾って抽出する方法です

　果皮から採取するときに使われる方法です。現在は機械で皮をむいたり、果実をつぶして果汁とエッセンシャルオイルを分離するなどの手法で抽出されています。しかし、機械導入前は手作業で、研磨板の上で皮をすり、出てきた液体を集めていました。

　この方法は熱を使わないので、より自然のままの成分が抽出できますが、ほかの方法で抽出されたものより温度変化に弱く、変質しやすいという特徴もあります。

■**圧搾法で抽出されるエッセンシャルオイル**
オレンジ、グレープフルーツ、マンダリン、ベルガモットなど

溶剤抽出法

有機溶剤に植物を漬けこんで抽出する方法です

　ヘキサン、ベンゼン、エーテルといった有機溶剤に原料となる植物を漬け込んで、抽出する方法です。植物の成分が充分溶けた溶剤を穏やかに加熱して、溶剤を気化させるとワックス状の固形物が残ります。この固形物を純度の高いアルコールで洗ってエッセンシャルオイルを分離させます。

　この方法で抽出されたエッセンシャルオイルは、水蒸気蒸留や圧搾法で抽出されたものと区別して「アブソリュート」または「レジノイド」と呼びます。

■**溶剤抽出法で抽出されるエッセンシャルオイル**
ジャスミン（アブソリュート）、ローズ（アブソリュート）など

Lesson 4 | エッセンシャルオイルの活用方法

エッセンシャルオイルの香りを楽しむのはもちろん、
その作用を心身の健康に役立てるのがアロマセラピーです。
マッサージ以外のエッセンシャルオイルの活用法を紹介しましょう。

芳香浴 （ルームフレグランス）

**部屋の中で香りをたいて楽しむ、
もっともベーシックで簡単な方法です**

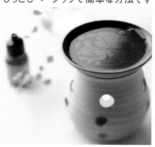

バーナーやアロマライトを使って、香りを部屋の中に拡散していきます。とくに器具を使わなくても、マグカップにお湯を入れてエッセンシャルオイルを数滴垂らして置いたり、ティッシュやコットンに数滴垂らして香りをかぐなど簡単な方法もあります。

アロマバス （沐浴）

**香りによる効果と皮膚からの成分
吸収、どちらも活用できる方法です**
浴槽にお湯をはり、エッセンシャルオイルを混ぜたバスソルトやバスオイルを入れて入浴します。胸の下までつかる半身浴、足だけをつける足浴、手だけをつける手浴などもあります。

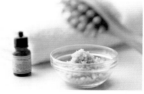

方法

■バスソルトの場合
バスソルト（大さじ2）にエッセンシャルオイル4〜5滴を混ぜ、浴槽のお湯に溶かします。

■ベースオイルまたは
　バスオイルの場合
ベースオイルまたはバスオイル（10㎖）にエッセンシャルオイル4〜5滴を混ぜ、浴槽のお湯に溶かします。

スキンケア

**エッセンシャルオイルを使って、
自分の肌質に合った化粧品を手作りできます**

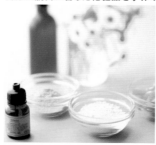

エッセンシャルオイルをさまざまな基材（アルコール、クレイ、ミツロウなど）に混ぜて化粧水やクリーム、パックなどが手作りできます。自分の肌質や状態によってエッセンシャルオイルを選べること、保存料を使わないことなどが魅力です。

ハウスキーピング

**エッセンシャルの消臭や殺菌、
消毒効果、虫よけの作用を家事に役立てます**

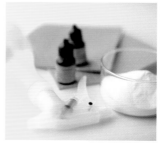

エッセンシャルオイルを重曹やビネガーに混ぜることでお掃除の効果を高めたり、水と混ぜて消臭スプレーにしたりして、日常の家事に活用できます。ユーカリプタスやレモングラスなどの虫よけ効果は、ガーデニングにも利用できます。

＊ここで紹介した以外にも、フェイシャルスチーム（23ページ参照）や温湿布（37ページ参照）などがあります。

Lesson 5 | 香りのファミリー

エッセンシャルオイルの香りは、抽出された部分によって特徴があり、
6つのファミリーに分けることができます。このファミリーは複数の
エッセンシャルオイルをブレンドするときの目安にもなるので、参考にしてください。

＊同じファミリーのもの同士はブレンドしてもよく合います。　＊香りの感じ方には個人差があります。

この本のブレンドレシピで使用したエッセンシャルオイルを紹介しています

フローラル

花から抽出した、甘く華やかで女性らしい香りです。

カモミール ローマン、ジャスミン、ゼラニウム、ネロリ、ラベンダー、ローズ など
●ブレンドに比較的相性の良いファミリー
シトラス、樹脂

ハーブ

葉から抽出した、すっきりシャープな香りです。

ペパーミント、マジョラムスイート、ユーカリプタス、ローズマリー など
●ブレンドに比較的相性の良いファミリー
ウッディー、シトラス、樹脂

ウッディー

森の中をイメージさせるような、さわやかな香りです。

ジュニパーベリー など
●ブレンドに比較的相性の良いファミリー
シトラス、樹脂、スパイス、ハーブ

樹　脂

粘度が高く、木の樹脂を原料にした独特の香りです。

オリバナム（フランキンセンス）など
●ブレンドに比較的相性の良いファミリー
シトラス、スパイス、フローラル

スパイス

香辛料を原料とした、ピリッとした香りです。

この本では使用していませんが、グローブやジンジャーなどがあてはまります。
●ブレンドに比較的相性の良いファミリー
ウッディー、シトラス、樹脂

シトラス

かんきつ類の果物の果皮から抽出した、おいしそうな香りです。

オレンジ、グレープフルーツ、マンダリン など
●ブレンドに比較的相性の良いファミリー
すべてのファミリー

Lesson 6 エッセンシャルオイルの プロフィール

この本では15本のエッセンシャルオイルを使って、ブレンドレシピを紹介しました。
それらのエッセンシャルオイルがどんな特徴を持っているかを学んで、
生活の中でも役立てましょう。

オリバナム (フランキンセンス)
Olibanum
学名／Boswellia thurifera
科名／カンラン科

抽出部分／樹脂
抽出方法／水蒸気蒸留法
香りの特徴／樹脂系のスパイシーで甘い香り

別名「フランキンセンス」「乳香」。精神には鎮静と高揚の両方の作用があり、老化した肌のトリートメントにも役立ちます。

心への作用　ストレスをやわらげると同時に、集中力を高めます。

体への作用　粘膜を鎮静させるので、傷跡の回復や気管支炎・せきなど呼吸器系のトラブルに有効です。

オレンジ
Orange,Sweet
学名／Citrus sinensis
科名／ミカン科

抽出部分／果皮　抽出方法／圧搾法
香りの特徴／フレッシュで甘いフルーティな香り
注意事項／日光にあたる部分への使用は避ける

解毒作用と浄化作用が体内の老廃物の排出を促します。オイリーでくすんだハリのない肌のお手入れにおすすめです。

心への作用　リラックス作用と適度な高揚効果を併せ持ちます。

体への作用　ストレスからくる頭痛や消化器系のトラブル、風邪の症状軽減などにおすすめです。

カモミール ローマン
Chamomile Roman
学名／Anthemis nobilis
科名／キク科

抽出部分／花
抽出方法／水蒸気蒸留法
香りの特徴／リンゴのような香り

鎮静・鎮痛と緩和の働きが強いエッセンシャルオイル。刺激性が低いので、子供にも向いています。

心への作用　鎮静作用が不眠やイライラを解消し、心を穏やかにします

体への作用　生理痛や消化不良、神経性の胃炎などや消化器系の不調に効果的です。

グレープフルーツ
Grapefruit
学名／Citrus paradisi
科名／ミカン科

抽出部分／果皮　抽出方法／圧搾法
香りの特徴／フレッシュで甘いシトラス系の香り
注意事項／日光にあたる部分への使用は避ける

解毒作用があるので、セルライトの予防や減少に効果を発揮します。食欲減退の作用があるのでダイエットの味方です。

心への作用　リフレッシュ作用があり、気持ちを明るくします。

体への作用　冷却解毒作用があるので、二日酔いの回復には有効です。

ジャスミン
Jasmine
学名／Jasminum officinalis
科名／モクセイ科

抽出部分／花
抽出方法／溶剤抽出法
香りの特徴／フローラルで重く深い香り

高揚・鎮静など高い精神作用があり、肌のほてり、乾燥、炎症などを抑えるスキンケアに有効。セクシーな気分をもたらす催淫（さいいん）効果のあるエッセンシャルオイルです。

心への作用　ストレスからくるさまざまな体の不調に役立ちます。

体への作用　ホルモン分泌の調整作用があるため、生理痛の軽減に効果的です。

ジュニパーベリー
Juniperberry
学名／Juniperus communis
科名／ヒノキ科

抽出部分／液果
抽出方法／水蒸気蒸留法
香りの特徴／フレッシュな草木の香り

浄化作用があり、利尿作用との相乗効果で体内にある老廃物の排せつを助けます。ダイエットやセルライト予防にも効果的です。

心への作用　無気力になった心にやる気と集中力を与えます。

体への作用　組織を引き締めて結束させる収れん作用と解毒作用があるため、オイリーでむくみのある肌のケアに最適です。

ゼラニウム
Geranium
学名／Pelargonium graveolens
科名／フウロソウ科

抽出部分／葉
抽出方法／水蒸気蒸留法
香りの特徴／フローラル系の甘くて強い香り

さまざまなバランス調整に優れており、スキンケアにもっとも適しているエッセンシャルオイルのひとつです。

心への作用 不安なときや気持ちが落ち着かないときなどに効果的です。

体への作用 ホルモンバランスの調整作用があるため、生理不順や更年期障害の症状をやわらげてくれます。

ネロリ
Neroli
学名／Citrus aurantium
科名／ミカン科

抽出部分／花
抽出方法／水蒸気蒸留法
香りの特徴／フローラル系の軽くフレッシュな香り

ビターオレンジの花から抽出されるエッセンシャルオイル。ネロリと同じ樹木の葉と小枝からは「プチグレイン」が抽出されます。

心への作用 抗うつ効果が高く、強い疲労感や不安感などに有効に作用します。

体への作用 スキンケアにおすすめで、古い角質層の代謝を活発にしたり、しわの防止などに役立ちます。

ペパーミント
Peppermint
学名／Mentha piperita
科名／シソ科

抽出部分／全草
抽出方法／水蒸気蒸留法
香りの特徴／フレッシュで強いミントの香り

消化器系や呼吸器系によく作用するエッセンシャルオイルで、そのフレッシュな香りにはデオドラント効果もあります。

心への作用 脳を刺激して集中力を高め、眠気を覚まします。

体への作用 消化不良や吐き気などに役立ち、消毒作用があるので、下痢や食中毒に効果的。たんや鼻詰まり・せきなどを鎮めます。

ベルガモット
Bergamot
学名／Citrus bergamia
科名／ミカン科

抽出部分／果皮　抽出方法／圧搾法
香りの特徴／フローラル系の甘く豊潤な香り
※光毒性の原因となる物質ベルガプテンを抜いたものを使用しましょう。

「自然から得られる抗うつ剤」と呼ばれるエッセンシャルオイル。治癒作用やデオドラント作用はスキンケアにも利用されます。

心への作用 リフレッシュと強壮作用があるので、そう快な気分にしてくれます

体への作用 緊張性の頭痛、精神的な原因からくる消化器系の不調に効果があります。

マジョラムスイート
Marjoram,Sweet
学名／Origanum majorana
科名／シソ科

抽出部分／全草
抽出方法／水蒸気蒸留法
香りの特徴／甘くスパイシーな香り

古くから薬草として利用されてきた植物で、料理にも使われています。

心への作用 精神をリラックスさせ、不安・不眠などの解消に役立ちます。

体への作用 鎮痛と加温の作用があるので、頭痛や筋肉痛、ねんざ、リウマチなどの効果があり、月経痛の軽減にも有効です。
※スパニッシュマジョラム（Thymus mastichina）も同様に使用できる

ユーカリプタス
Eucalyptus
学名／Eucalyptus globulus
科名／フトモモ科

抽出部分／葉
抽出方法／水蒸気蒸留法
香りの特徴／薬草とカンファーの強い香り

別名「ブルームガムトリー」。強力な殺菌作用や抗ウイルス、消炎、解熱などの作用を持っています。

心への作用 エネルギーを与えて、集中力をアップさせます。

体への作用 上記のような作用から風邪、中でもせきやのどの痛み、鼻詰まりなどの症状緩和に効果的です。

ラベンダー
Lavender
学名／Lavandula angustifolia,
Lavandula officinalis　科名／シソ科

抽出部分／花
抽出方法／水蒸気蒸留法
香りの特徴／フレッシュでやや甘みのあるフローラルな香り

さまざまな作用を持つ、応用範囲の広いエッセンシャルオイル。ニキビなどには1～2滴なら原液のまま使用できます。

心への作用 鎮静作用に優れ、抜群のリラックス効果をもたらします。

体への作用 細胞成長促進作用や消毒殺菌作用があるのでスキンケアに活躍し、やけどの治療にも効果的です。

ローズ
Rose
学名／Rosa centifolia,
Rosa damascena　科名／バラ科

抽出部分／花
抽出方法／水蒸気蒸留法・溶剤抽出法
香りの特徴／濃密なバラの香り

水蒸気蒸留法でダマスクローズから抽出したものを「ローズオットー」、溶剤抽出法によるものを「ローズアブソリュート」と呼びます。

心への作用 女性らしさを高め、自信と魅力を与える名で呼ばれます。

体への作用 リラックスと強壮の作用が高く、ストレスが原因で起こるさまざまなトラブルに有効。婦人科系への作用が高いのも特徴です。

ローズマリー
Rosemary
学名／Rosmarinus officinalis
科名／シソ科

抽出部分／全草
抽出方法／水蒸気蒸留法
香りの特徴／強く新鮮な草木の香り

血液の循環を促して、体内を活性化するため、低血圧や貧血、冷え性などによく作用します。

心への作用 沈んだ気持ちを元気づけ、頭脳の働きも活発にします。

体への作用 加温・循環促進作用があるので、ねんざや筋肉痛にも有効。頭皮の循環を活性化するので、髪や頭皮のトラブルには不可欠です。

Lesson 7　エッセンシャルオイルの効能一覧表

この本で使用した15本のエッセンシャルオイルの効能を、
目的別に一覧表にまとめました。ブレンドに慣れてきたら、
この一覧表を参考にオリジナルのマッサージオイルを作ってみましょう。

＊●はブレンドレシピで紹介したエッセンシャルオイル、○はそれ以外で効能があるエッセンシャルオイルです。

	エッセンシャルオイル名	ページ	オリバナム(フランキンセンス)	オレンジ	カモミールローマン	グレープフルーツ	ジャスミン
キレイになれるマッサージ	乾燥としわを防ぐ	P.16	●		○		○
	たるみを防ぐ	P.18	○	○		●	○
	小顔になる	P.20	○	○		○	
	顔のくすみをとる	P.22	●	●		○	○
	大人のニキビを防ぐ	P.24			○		○
	美しい髪になる	P.26		○	○		
	二の腕をスッキリさせる	P.28	●	○		●	
	足のむくみをとる	P.30		○		○	
	ウエストをシェイプする	P.32		○		●	
	下腹をへこませる	P.34	●	○		○	
	バストアップする	P.36					●
	ヒップアップする	P.38	○	●		○	
	セルライトを改善する	P.40	○	○		●	
元気になれるマッサージ	疲労を回復する	P.44	○	●	○		○
	冷え性を改善する	P.46					
	肩こりをやわらげる	P.48		○	○		
	不眠を解消する	P.50			●		
	目の疲れをとる	P.52			●		
	頭痛をやわらげる	P.54		○	○	○	
	胃の不調を軽くする	P.56		○	○		
	便秘を解消する	P.58		●	○	○	
	花粉症をやわらげる	P.60	○				
	腰痛を軽くする	P.62	○		○		○
	寝起きの悪さを解消する	P.64		●			
	生理痛をやわらげる	P.66			●		○
	月経前緊張症をやわらげる	P.68			●		○
	更年期のトラブルを軽くする	P.70			○		○
癒されるマッサージ	リラックスする	P.74	○	○	○		○
	元気をとり戻す	P.76	○	○	○	○	○
	愛を深める	P.78	○				●
	妊娠中のマッサージ	P.80	○	●			

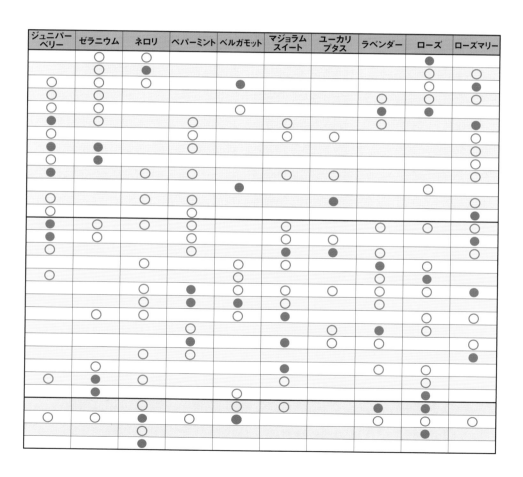

監修 ニールズヤード レメディーズ

すべては自然の力で。

1981年、英国初のナチュラルアポセカリー（自然薬局店）をロンドン・コヴェントガーデンにオープン。以来、生命力溢れるオーガニック植物の力にこだわり、肌と心をトータルに考えたケアと上質なライフスタイルを提案し続けている、ホリスティックビューティブランドです。1985年に日本に上陸。表参道本店 "グリーンスクエア" は日本旗艦店として、ショップをはじめ、スクール、サロン、そしてカフェの施設を備え、総合的にヘルス＆ビューティを提供しています。

〒107-0061
港区北青山2-12-16 吉川ビル11F
www.nealsyard.co.jp

＊本書で使用しているエッセンシャルオイル、ベースオイル、セルライトブラシ、その他のグッズについては、こちらにお問い合わせください。

ホリスティックスクール
ニールズヤード レメディーズ

ニールズヤード レメディーズの考えのもと、アロマセラピー、ハーバルセラピー、インナーケアなどホリスティックに健やかで美しい毎日のための学びの場として、気軽に体験できるレッスンから、アロマセラピーインストラクターやIFAの資格などプロフェッショナルなコースまで個人のニーズに合わせた講座を提供しています。

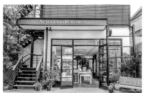

（表参道校）
〒150-0001
渋谷区神宮前5-1-17
☎03-5778-3597

（大阪校）
〒541-0041
大阪市中央区北浜2-1-21
つねなりビル2F
☎06-6222-8051

サロン ニールズヤード レメディーズ

お客様の身体と心に向き合い、お一人お一人に合わせたトリートメントを提供するサロンです。プロのアロマセラピストによるトリートメントで日頃の緊張をときほぐし、美しさを蘇らせます。ニールズヤードの厳選されたエッセンシャルオイルの豊かな香りに包まれた空間で、心身、肌共に深くリラックスしていただける極上の時間をご体感いただけます。

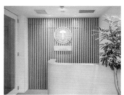

〒150-0001
渋谷区神宮前5-1-17 2F
☎03-5778-3418

〈参考文献〉
『エッセンシャルオイルブック』スーザン・カーティス著／双葉社
『Dr.バッチのヒーリング・ハーブス』ジュリアン＆マーティーン バーナード著／BABジャパン出版局
『青木晃のリンパさらさら! キレイにダイエット』辰巳出版
『Natural Healing For Women』Susan Curtis, Romy Fraser著／Thorsons

STAFF	
装丁・デザイン	● 小谷田 一美
撮影	● 安田 裕
イラストレーション	● きつまき、柴田よしえ
校正	● 三井春樹
構成	● 川原好恵
企画・編集	● 成田すず江（株式会社テンカウント）

本書の内容に関するお問い合わせは、お手紙かメール（jitsuyou@kawade.co.jp）にて承ります。恐縮ですが、お電話でのお問い合わせはご遠慮くださいますようお願いいたします。

プロのテクニックがおうちで実践できる!
ニールズヤード式アロマセラピー・セルフマッサージ

2006年	7月30日	初版発行
2020年	9月20日	改訂新版初版印刷
2020年	9月30日	改訂新版初版発行

印刷・製本　株式会社暁印刷

Printed in Japan
ISBN978-4-309-28820-8

監　修　ニールズヤード レメディーズ
発 行 者　小野寺優
発 行 所　株式会社河出書房新社
　　　　　〒151-0051　東京都渋谷区千駄ヶ谷2-32-2
　　　　　電話　03（3404）1201（営業）
　　　　　　　　03（3404）8611（編集）
　　　　　http://www.kawade.co.jp/